VERACHTUNG

Dr. med. PABLO
HAGEMEYER

VERACHTUNG

Der nette Narzissmus-Doc erklärt,
wie bösartiger Narzissmus entsteht
und wir dagegen vorgehen können

Eden
BOOKS

Inhalt

Triggerwarnung

Dieser Text enthält explizite Schilderungen psychischer und physischer Gewalt. Die Inhalte können belastend oder retraumatisierend auf Leser*innen wirken.

Zu Beginn: Im Störfeld narzisstischer Verachtung – wir können uns hier behaupten

Wenn Sie mit Persönlichkeitsstörungen und schwierigen Menschen zu tun haben, sollten Sie eines wissen: Es wird stören. Auf doppelte Art sogar: Sie werden sich von der Persönlichkeitsstörung gestört fühlen, und Sie werden die Persönlichkeitsstörung stören. Das Leiden ist damit auf beiden Seiten.

Machen Sie sich auch klar, wenn Sie das Störfeld betreten, dass die Störung stört und nicht die Person. Die schwierige Seite eines Menschen stört. Möglicherweise weiß die andere Person nicht, dass sie eine störende Seite hat. Sie fürchtet möglicherweise sogar, aufgrund ihrer schwierigen Seite als Mensch abgelehnt zu werden, was die Sache noch schwieriger macht. Seien Sie behutsam und klar, wenn Sie anfangen zu stören.

Sie stören, weil Sie das Störfeld der schwierigen Person betreten – ein Spannungsfeld, das sich um die Persönlichkeit herum bildet. Dieses Störfeld, so sehr es auch stört, macht Sinn. Es wird zu etwas gebraucht. Nur wofür? Welchen Zweck hat es? Wozu dient es? Zum Schutz. Auch wenn man das als Außenstehender nicht immer versteht: Diese Person versucht, sich zu schützen vor dem, was sie bedrängt.

Das Störfeld ist die Kontaktzone zu anderen Menschen, hier wirken Projektionen und Spaltungen hinein. Hier herrschen Idealisierungen und Abwertungen. Dieses Feld hilft bei der Regulation des Selbstwertgefühls. Denn alles, was dem narzisstischen Selbst wichtig ist, ist daran gekoppelt: Status, Sachen und Sex schmücken und nähren das Selbstwertgefühl des Narzissten. Eine Falle, die das

Selbstwertgefühl wie einen Aufzug hoch- und runterfahren lässt. Es wirkt, als wolle die Person etwas der ganzen Welt beweisen, denn nur in der Überhöhung fühlt sich das narzisstische Selbstwertgefühl gut an. Wer hier nicht mitspielt, wird abgestraft. Dann zeigt sich die Schattenseite der Person mit einer geballten Ladung Abfälligkeit. Denn auch über die Abwertung des anderen überhöht sich der Narzisst.

Warum gibt es dieses Störfeld? Weil eine Wunde im Zentrum dieser Persönlichkeit einen tiefen Spalt gerissen hat. Eine Aufspaltung in zwei Seiten. Auf der einen Seite liegt alles Schwache und Verletzte, und auf der anderen Seite liegt alles Großartige und Starke. Das Gute und Richtige wurde auf die eine Seite gerettet, um das Böse und Falsche auf der anderen Seite zurückzulassen. Das Schlechte wird verächtlich abgewertet, damit auf das Konto der Selbstüberhöhung eingezahlt wird. Stilvoll ist das nicht.

Bei einer narzisstischen Persönlichkeitsstörung läuft manches stillos ab. Das Schwierige umgibt das Selbst. Ob als Persönlichkeitsstil oder gelegentliche Störung: Narzisstische Verachtung schützt die störende Person vor dem Zugriff der Außenwelt, vor dem Zugriff der anderen. Diese Schutzpersönlichkeit schützt im Zweifel auch vor der eigenen beißenden Innenwelt. Vor zerstörerischen, heftigen inneren Reizen und emotionalen Reaktionen, die einen überschwemmen und nicht ausreichend gut abreagiert (reguliert) werden können.

Narzissmus ist auch ein Mythos. Ein gesellschaftliches und individuelles Phänomen. Eine Art und Weise, wie Menschen egoistisch, selbstbezogen und empathielos miteinander umgehen. Gesund ist es, die eigene narzisstische Seite für sich nutzbar zu machen, um eigene Ziele zu erreichen. Das Selbst jedes Menschen will gesehen, erfolgreich und anerkannt sein. Das Selbst will wichtig und wirksam sein. Das Übertriebene daran ist die Störung. Wenn die Überzeugung der eigenen Wichtigkeit anderen Schaden zufügt, zeigt der Narzissmus seine schreckliche Fratze. Zu viel davon macht krank, denn es erhöht das Leiden auf beiden Seiten. Die Persönlichkeitsstörung ist der dauerhaft unverträgliche Zustand dieser Charaktereigenschaft.

Die Persönlichkeitsstörung betrifft den Menschen als Gesamtheit, mit narzisstisch veränderter Wahrnehmung, Denkweise, Emotionalität und Sozialverhalten.

Wir können sagen: Narzisstische Verachtung ist eine Strategie, um emotional und psychisch zu überleben. Diese innere Aufspaltung schafft Polaritäten. Zwischen den Polen baut sich eine Spannung auf. Das Störfeld ist ein Spannungsfeld. Wer da hineintritt, spürt diese Spannungen, die sich entladen und einen treffen, die den einen in große Höhen aufsteigen lassen, die aber den anderen wie Schlingen zu Boden ringen.

Die einen fühlen sich wie vom Blitz getroffen, die anderen, als hätten sie ein schleichendes Gift zu sich genommen, das ihre Stimmungen im Griff hat. Manche tragen besonders tiefe Wunden davon, weil sie unvorbereitet, schwach und ungeschützt sind.

Dieses Störfeld besteht aus Verachtung, aber es besteht aus sehr viel mehr …

Störungsfreies Lesen wünscht

Pablo Hagemeyer

Verliebt, verlobt, verachtet: Hannah und Hans

Hans saß wie ein Häufchen Elend auf seinem Stuhl. Gesenkter Kopf. Große Augen. Er zeigte diesen traurigen Hundeblick. Auf einem anderen Stuhl saß seine Ehefrau Hannah. Sie rang mit sich, schluchzte bitterlich und konnte ihre Emotionen kaum fassen, die in ihrer Brust Theater spielten. Ein zerstörerisches Theater.

Große Verunsicherung traf sie, als die Therapeutin zu Hannah sagte, sie möge sich mal zusammenreißen. Schließlich sei sie eine selbstaufopfernde Narzisstin, die hier nur nach Anerkennung ihres Mannes hungere und ihn und die Kinder für ihre emotionale Unreife und Instabilität missbrauche. »Ihr Mann ist nicht für Ihre Gefühle verantwortlich!«, schrie die Therapeutin.

Schwer getroffen verstummte Hannah und dissoziierte. Sie nahm sich selbst nicht mehr wahr, spürte weder Raum noch Zeit. Sie war ganz weg. Alles war weiß. Sie fühlte sich ganz ohne Leib und empfand nichts mehr. Die Tränen hörten auf zu fließen. Wurde sie eben tatsächlich angeschrien? War das die Wertschätzung, die sie von einer Psychotherapeutin erwartete? Ihre innersten, tiefen Ängste vor solchen emotionalen Angriffen paralysierten sie.

Hans wohnte der Situation still bei und verzog betroffen die Mundwinkel. Er fuhr sich mit der Hand, sich selbst Trost spendend, durchs Gesicht – Streicheleinheiten für seine eigene verletzte Seele. Da fand er eine kleine Unreinheit zwischen den Bartstoppeln, die er sich blutig kratzte. Er konnte sich etwas besser auf sich konzentrieren, weil die Therapeutin seine Frau in der Mangel hatte. Merkwürdig, wo der Pickel nur herkam, achtete er doch besonders auf seine Hautpflege.

Während Hannah neben ihm zusammenbrach, überlegte er, gleich nach der Sitzung einen Kosmetiktermin zu vereinbaren.

Es lief gut für ihn in dieser Sitzung. Hans hatte keine Vorstellung davon, nicht die leiseste, was in Hannah vor sich ging. Die Therapeutin bestätigte, dass Hannah noch viel mehr an sich arbeiten müsse. Hannahs Emotionsregulation sei die blanke Katastrophe. Hans nickte besserwisserisch. »Ihre aber auch!«, zischte die Therapeutin Hans zu. Brav nickte er schnell.

Sein angepasstes Verhalten bewahrte ihn vor mehr Kritik. Den Dreh hatte er längst raus. Ein Verhalten, das ganz automatisch in der Praxis der Therapeutin ansprang. Seine Affektregulation wollte er sich noch aufbewahren für nach der Stunde, wenn er mit Hannah allein, auf dem Weg zum Auto wäre. Für die ganzen folgenden Wochen, bis zur nächsten Paartherapiesitzung, würde er jede Gelegenheit nutzen, Hannah mit kleinen, unsichtbaren Giftpfeilen zu beschießen. Das traf und destabilisierte Hannah. Das wusste und nutzte er.

Er war ganz anders, wenn er mit Hannah allein war. Das sagte Hannah auch ständig in der Therapie, aber ihr glaubte die Therapeutin nicht so ganz. Sicherlich, dachte Hans, meint die Therapeutin, weil sie systemisch ausgebildet ist, dass immer zwei schuld daran sind, wenn eine Beziehung kaputt ist. Mit dieser geteilten Schuld konnte sich Hans gut einrichten. Als die Sitzung vorbei war, half er Hannah weder in den Mantel noch hielt er ihr die Tür zur Straße auf. Er ging voraus, setzte sich in das Auto und wartete. Hannah, sich noch immer sammelnd, trottete hinterher.

Als sie zu ihm in den Wagen stieg, holte er aus: »Siehst du, es sind die selbstaufopfernden Narzisstinnen, die sich immer zu wenig wertgeschätzt fühlen! Wie du! Wenn du immer so rumheulst, das ist so unerträglich. Grässlich.« Es brauchte keine zehn Sekunden, bis Hans sein Janusgesicht gedreht hatte und Hannah voller Verachtung ansah. Selbstbewusst startete er den Motor und stieß mit dem Wagen rückwärts – rücksichtslos, wie immer – in den immer dichter werdenden Abendverkehr der Großstadt.

Desinformation: Was für Doppelgesichtige

Was die Therapeutin wusste, aber nicht ändern konnte, war, dass Hans ein janusköpfiger, grandioser Narzisst war und Hannah eine selbstaufopfernde Komplementärnarzisstin. Er hatte wie der römische Gott Janus, der Gott der Doppeldeutigkeit, zwei Gesichter.

Für Außenstehende ist es kaum vorstellbar, dass es Personen gibt, die zwei sind. Wir neigen dazu, eher das zu glauben, was uns persönlich von einer Person gesagt wird, statt dem, was andere über diese Person sagen. Diese Gewohnheit lässt sich von Menschen, die gern andere täuschen, gezielt ausnutzen. Das ist nichts anderes als Desinformation, ob sie nun dem Selbstschutz oder dem Schutz anderer dient.

Eltern wenden diese Methode an, um die Kinder so lang wie nur möglich im Paradies zu halten oder vor Schäden zu bewahren. Eltern erzählen ihren Kindern Geschichten, die Trost und Halt spenden. Die Bilder und Metaphern dieser Geschichten immunisieren und schützen vor der harten und ungerechten Realität. Sind das emotionale Gegenmittel, spenden Hoffnung und festigen moralische Werte.

Aber viel dramatischer ist es, wenn die doppelte Strategie beziehungsweise das zweite Gesicht benutzt wird, um den eigenen Kindern oder anderen zu schaden. Kaum vorstellbar, dass eine Mutter einem Kind bewusst Angst macht, um es zu unterdrücken. Oder Erwachsene verächtlich sagen, mit »dieser Person« wolle man »nichts mehr zu tun haben« – doch dann stellt sich heraus, dass genau diese Person zuckersüße E-Mails von dem angeblich distanzierten Menschen bekommt.

Was ist das für eine doppelte Strategie, was für ein heuchlerisches Spiel? Desinformation gilt gemeinhin entweder als »direkte Lüge« oder als Aktion, die »indirekt« der »subtilen Unterdrückung«, dem »Verschweigen oder Ablenken von überprüften Fakten« dient.[1] Von der glatten Lüge bis zur Halbwahrheit ist also alles möglich. Dadurch erreicht man auf Kosten der Wahrheit, dass man selbst gut dasteht und sich gegen andere durchsetzt.

Hans passte sich wie ein Chamäleon an verändernde Umgebungsbedingungen an, sein Verhalten war stark kontextabhängig. Anpassung und Dominanzverhalten wechselten sich bei ihm ab, je nachdem, auf welchem Ast er gerade entlangkrabbelte. Hannah litt bis heute an ihren emotionalen Mangelerfahrungen als Kind, an ihren frühen traumatisierenden Entbehrungen: »Ich bin in einer Familie mit kaltem Herzen aufgewachsen und habe mir immer gewünscht, das kalte Herz wärmen zu können ...«, sagte Hannah über das Kennenlernen mit Hans.

Um selbst emotional zu überleben, hielt sie fest an dem wenigen Guten, das sie in ihrem Hans noch sah, und nahm Hans' überbordende Selbstgefälligkeit als eine wohlbekannte Konstante hin. Das kannte sie von ihren Eltern. Hannah hatte sich längst mit ihrem Schicksal darauf verabredet, dass ihre wahre Liebe und ihr fester Glaube an bessere Zeiten Hans erreichen und zu einem noch besseren Menschen verändern würden.

Hans spürte aber nur ihren klammernden Griff, der ihn dort hineinzog, wo er nie sein wollte. Hannah hatte sich einen goldenen Käfig gebaut, als reine Sicherheitsmaßnahme. Für Hannah bestand Leben aus Unsicherheit, Verlust und Verrat. Ihr Bemühen um Sicherheit und Kontrolle engte Hans zu sehr ein. Hans war ein Mann, der sein Leben als Mann zurückwollte, nur hinderte Hannah ihn daran. Sein Bemühen, sich seine Freiheit zu erhalten, schlug tiefe Wunden in Hannahs Herz. Er fand es anziehend, sie in ihrem Bemühen um

Sicherheit zu strafen, aufzuziehen und zu verunsichern. Das garantierte ihm nicht nur ein sadistisches Vergnügen, sondern auch Hannahs masochistische Loyalität. Sie würde ihn niemals verlassen und er sich ihr niemals vollends hingeben. Das war ihr gemeinsames Spiel, und beide spielten es gut. Es war hochmanipulativ, und sie kultivierten ihr interaktives Publikum, eine unendliche Reihe von Coaches, Therapeuten und anderen Beratern, die sie im Laufe ihrer Ehe verbraucht hatten. Sie hatten Unsummen an Geld für ihre Paartherapie ausgegeben, ohne den erhofften Fortschritt erreicht zu haben. Aus dieser fatalen sadistisch-masochistischen Verquickung hätte sie nur eine Trennung befreit. Aber ein Loslassen kam nicht infrage. Einerseits weil beide einander brauchten, sie kannten keine andere Art des Zusammenseins. Andererseits waren da die gemeinsamen Kinder, die minderjährigen Nina und Nino. Die Kinder spiegelten den Eltern zurück, was diese inszenierten, und waren längst Teil des Mitmachspiels. Nina zeigte bereits hohe demonstrative Emotionsäußerungen, weinte bitterlich, wenn sie bei der Therapeutin saß, und ließ sich demonstrativ von Hannah trösten. Nino, Papas Lieblingskind, wurde wie ein Lottogewinn von Hans gelobt und hoch auf einem idealisierten Thron zum Fußball ins Stadion mitgenommen. Nino bekam vom Vater den Club-Schal umgezogen, und die Mama kaufte ihm die teure Bomberjacke mit dem Gucci-Emblem. Sollte er doch einen guten Eindruck machen!

Irgendwann, als Hans länger wegblieb, vermutlich eine Affäre hatte, missfiel Hannah sein Verhalten, und sie suchte mich auf. Ich sei schließlich der Experte. Sie nahm einen Einzeltermin bei mir während ihrer laufenden Therapie bei der Kollegin wahr. Sie verstehe, dass Therapie den Narzissmus des Betroffenen verstärken könne. »Eine Nebenwirkung von Therapie«, bestätigte ich und scrollte durch die Screenshots, die Hannah von den Disputen mit ihrer Therapeutin gemacht hatte.

»Klarheit klingt manchmal hart«, kommentierte ich diese Korrespondenz. »Manchmal vermeiden wir das Notwendige, weil wir die damit verbundenen unangenehmen Erwartungen und Gefühle verhindern«, ergänzte ich. Hannahs Therapeutin zog es vor, unverblümt mit der Wahrheit rauszurücken. Aber damit stieß sie Hannah von sich. Nähe herzustellen war nicht die Kernkompetenz dieser Therapeutin. Das isolierte Hannah noch mehr in ihrer Not, allein zu sein. Die Therapeutin holte sie nicht in ihrer Not ab, um den Veränderungsprozess in Hannahs Leben einzuleiten.

Aus Hannahs Sicht war die Vorstellung unaushaltbar, allein zu sein. Verlassen zu sein oder jemanden zu verlassen war für Hannah schlimmer, als an Hans' Seite zu bleiben. Lieber wählte sie, an ihrer Hoffnung festzuhalten, dass es irgendwie besser würde. Die Option der Trennung sah sie nicht für sich, auch wenn Hans durch seine Verachtung richtig und dauerhaft mies zu ihr war.

Als alleinerziehende Mutter sah sie sich nicht. Ich sagte Hannah, dass sie vermutlich in ihrem speziellen Fall wie magisch an dieser Hoffnung, die Beziehung positiv gestalten zu können, festhielt. Als wäre Superkleber im Spiel. Sich zu lösen würde ganz alte Wunden wieder aufreißen, was große Schmerzen verursachen würde. Sie stimmte mir zu.

Doch ihre Lebenserfahrung war, dass alle Menschen in einer Beziehung bleiben können, wenn jeder besser auf sich achtet und sich innerlich unabhängig macht von den emotionalen Schwankungen des anderen. Nur war dieses Ideal nicht mit jedem Partner zu schaffen. Sich dies einzugestehen, gescheitert zu sein, war für Hannah eine zerstörerische, tiefe Kränkung. Flankiert von der Angst, was danach auf sie zukäme in einer frauenfeindlichen Welt, in der alleinerziehende Mütter die schlechteste Sozialprognose nun mal hatten.

An die Option, sich einen neuen, smarten Kerl zu schnappen, dachte sie nicht. Das passte nicht zu ihrem moralischen Kompass.

So sah ihr Lebensplan nicht aus. Hingegen legte sie mir ein Schema hin, das sie für sich verfolgte, und sie bat mich, mit ihr daran zu arbeiten. Sie sagte, sie sei aktuell bei der Stufe »Angst und Sehnsucht« (siehe Abbildung unten). Sie brauche noch den Kick in Richtung Wut und Stolz, um aus der Ohnmacht dieser für sie toxischen Beziehung Stufe für Stufe nach oben bis zur Erleuchtung zu kommen. Es gehe nur langsam, und jede Stufe baue auf der anderen auf. Sie wolle wieder die Macht in ihrem Leben zurückerlangen, die sie an der Seite von Hans verloren hatte. Die Skala sei »megatoll« für sie und gebe Orientierung und Halt, ihren Weg zu gehen.

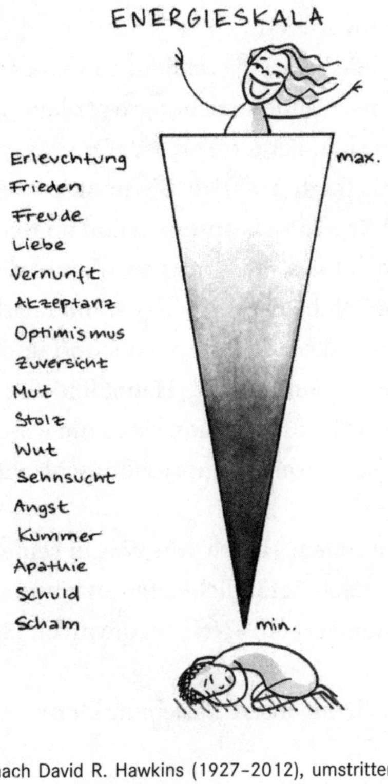

Energieskala nach David R. Hawkins (1927–2012), umstrittener US-amerikanischer Mystiker, Psychiater, spiritueller Lehrer und Autor.

Mit Kraft und Macht gegen Verachtung

Hans und Hannah hatten mit der Therapeutin vereinbart, zu Hause regelmäßig Aussprachen über Familienangelegenheiten (Familienkonferenzen) zu führen. Hierbei zerrte Hans wieder hervor, es sei doch jetzt viel zu spät, über die Erziehung der Kinder zu reden. Die Eheleute saßen zu Hause am Küchentisch und sollten, auch auf meinen Rat hin, die neue Gewohnheit leben, wöchentlich über Verbesserungen der Abläufe in der Familie zu sprechen – eine erste Maßnahme in der Optimierung häuslicher Abläufe und der Bereinigung der Störfaktoren. Hannah starrte in ihre Teetasse. Sie störte sich wieder an Hans' Tonfall und Auftreten. Wie sollte sie ihm das sagen, ohne ihn zu provozieren?

Hans holte tief Luft. Sie habe es ja schließlich versemmelt. Hannah schlug vor, das Thema Kindererziehung trotzdem jetzt zu besprechen. Dafür sei es zu spät, konterte er. »Wofür also unsere Routine, uns abzustimmen?«, fragte Hannah. Sie merkte wieder, wie es ihm nur darum ging, die Regeln zu bestimmen und im Recht zu sein. Er sagte ihr, sie solle doch bitte vernünftig werden und seine Perspektive einnehmen. Hannah bemerkte, wie er subtil missbräuchlich die Situation so hindrehte, dass sie ihm passte, und in den Selbstmitleid-Modus schaltete. Daraufhin sagte Hannah nichts mehr.

Hans sah sie sehr traurig an. Obschon sie es nicht wollte, hörte sie sich sagen, sie könne schon sehen, dass es ihm schlecht gehe und dass er sich ändern müsse.

»Nein«, sagte er mit einem Hauch von Wut in seiner Stimme: »Du hast dich auch um meine Befindlichkeiten zu kümmern!«

Hannah sah ihn distanziert an. »Nein, heute nicht. Heute kümmere ich mich um mich!«

»Aber du könntest dich um unsere Beziehung kümmern!«, fauchte Hans.

»Ja, das tue ich, und zwar um fünfzig Prozent, nicht um hundert Prozent!«, gab Hannah zurück.

Hans wurde nervöser. Er nestelte mit den Fingern an seiner Kleidung, denn er ertrug es nicht, ständig auf sich selbst zurückgeworfen zu sein und seinen Einfluss auf Hannah zu verlieren. Er konnte keine Ruhe geben, wenn Hannah unfähig war, seiner Meinung zu folgen. Er war überzeugt: Wenn es mir schlecht geht, müssen alle anderen sich anpassen und mitziehen. Unbewusst erzeugte er dabei eine unerträgliche Stimmung und strafte all jene, die ihm keine absolute Empathie zollten.

Nur zog Hannah diesmal nicht mit ihm mit. Sie hatte eine andere Sicht auf die Dinge, auf ihr Leben. Eigentlich wollte Hans sie in solchen Diskussionen zur Besinnung bringen. Jetzt über Kindererziehung zu sprechen, war schlicht Blödsinn. Darum ging es ihm nicht. Es ging ihm um die eigene Not, dass ihm alles außer Kontrolle geriet. Nur verlor er seine Frau dabei immer mehr. Er hatte noch vor ein paar Tagen das große Küchenmesser mit der Spitze tief in die Kochinsel gerammt, als sie wieder nicht auf ihn eingegangen war. Etwas Besonderes, etwas Bedrohliches war in seinen Augen, immer wenn er in diesen Zustand kippte. Da war Hilflosigkeit in den Augen, auch eine große Not, das sah sie schon, wenn er hoch gespannt war. Sie sah auch noch was anderes: Verachtung. In seinen Augen blitzte Verachtung auf.

Nachgedacht: Das Boomen des Bösen

Wann entsteht das Böse? Wie sieht es aus? Schon Dutzende vor mir beschrieben es, vermutlich auch schon besser. Die bedeutendste Studie zum Bösen lieferte 1961 Hannah Arendt.[2] Sie sprach von der »Banalität des Bösen«, geboren aus Mittelmaß und Gedankenlosigkeit. Nur an welcher Stelle genau entsteht es im Narzissmus? Wo ist der Kipppunkt, an dem aus einer Charaktereigenschaft, die keinen guten Ruf hat, etwas wirklich Bösartiges wird?

Bevor wir uns dem Bösartigen daran widmen, brauchen wir eine wichtige Begriffseinordnung. Das Böse ist ein moralischer Begriff. Das Böse ist menschengemacht. Es gehört zum Menschsein von Anbeginn der Zeit. Würden wir dem Bösen eine Gestalt zuschreiben, damit wir es begreifen und benennen, so wäre es der Schatten in uns allen.

Der Psychoanalytiker C. G. Jung beschrieb diese Schattenseite als eine, die wir Menschen durch Projektion auf andere Menschen erstmals überhaupt erkennen. Das Böse entsteht, indem es durch so eine Übertragung auf den anderen erst sichtbar wird – dadurch also, dass jeder von uns die eigenen Schattenseiten verdrängt und unterdrückt.

Nicht jeder will doch von sich behaupten, bewusst und offen bösartig zu sein. Also wehrt die Psyche diesen Anteil in uns ab. Das Böse entsteht demnach erst, wenn es sich zeigt. Und zwar zeigt es sich erst im Miteinander, wenn mindestens zwei Personen eine Gegenwart teilen. Darin wirken diese gegenseitigen psychologischen Phänomene der Projektion, und diese eine Person erkennt das Böse zunächst als fremd, als nicht zu ihr gehörig. Denn erst wenn das Böse dem anderen passiert und den anderen trifft, wird der Schatten real. So erscheint einem das Böse und Schlechte erst im anderen und wirkt auf einen in Form von Schuld und Verantwortung zurück.

Diese Rückwirkung auf einen selbst kann so heftig sein, so einen großen Schrecken und Angst auslösen, dass die Person unter der Annahme, Böses getan und Schuld auf sich geladen zu haben, in eine große emotionale Not gerät. Diese Reaktion kann so heftig und übertrieben sein, dass die schlimmsten Befürchtungen sich zu bewahrheiten scheinen und zum eigenen Schutz kraftvoll abgewehrt werden. Der Schreck über die eigene böswillige Tat und die zurückschnellende Schuld und Scham werden erneut und vollständig an den anderen delegiert. Die auf die andere Person übertragene Annahme, die diese Person über das Böse hat, wird durch ihren eigenen Schrecken darüber in Beton gegossen. Nun steht die andere Person im Beton und ist dem Untergang geweiht. Der narzisstische Dreiklang ertönt: »Du bist krank! Du bist schuld! Ich habe recht!«

Es gibt für den Schrecken die Optionen Flucht, Angriff, Ohnmacht oder das Ertragen der Not, um aus dieser Projektionsfalle herauszukommen. Aber die Falle hat längst zugeschnappt, denn für die Person ist klar: Das Böse und Schlechte des Menschen ist real, und es wohnt in einer bestimmten Person. Mangelt es einer Person an genügender emotionaler und faktischer Selbstwahrnehmung, wird die geteilte Realität verkannt. Eine narzisstische Person wird das eigene Maß für emotionale Verantwortung am eigenen Handeln nicht erkennen. Statt bei sich selbst zu prüfen, ob es möglich ist, auf eine verträgliche, angenehme und emotional angemessene Art hilfreich zu sein (oder nicht), wird diese Person weiter projizieren und das Böse nur beim anderen erkennen.

Die archetypischste Personifizierung des Bösen liegt in der Gestalt des Teufels. Hierin projiziert die Psyche der Menschheit schon seit Angedenken der Zeit das, was schlecht und schattig ist. Dieses wandelt sich auch im Laufe der Zeit, und dieser Wandel ist ein Hinweis, dass es sich nicht um ein starres Naturgesetz handelt, sondern um eine menschengemachte, also moralische Bewertung dessen, was böse und schlecht ist.

Wenn ein Raubtier einem Beutetier das Leben nimmt, handelt es völlig ohne Moral. Es tötet, um zu überleben. Eine Person unterliegt nicht zwingend diesem Naturgesetz, wenn sie Grenzen verletzt oder verschiebt. Aus einer inneren Motivation heraus, die aufgrund des Charakters und der Prägung amoralisch sein kann, schadet eine Person anderen Personen. Ein Mensch tut bestimmte bösartige Dinge sogar aus Vergnügen oder aus einer Notwendigkeit heraus und nennt es dann Pflicht – so auch im Fall der Banalität des Bösen und all der vielen Mörder in SS-Uniform und deren Helfern und Helfershelfern. Das Böse zieht ein, wenn wir es zulassen.

Befassen wir uns nun mit der Frage, wann denn nun genau das Böse entsteht. Der Paarpsychologe Guy Bodenmann (Zürich) benennt diesen Punkt sehr präzise: sobald in einer romantischen Paarbeziehung Gewalt eintritt.

Erste Schwelle: Gewalt in der Sprache

Es beginnt mit verbaler Negativität in der Beziehungsgestaltung. Herrscht diese dauernd vor, im Miteinander, ist alles, was man ausspricht, schwierig, mühsam, freudlos, ist Vorsicht angezeigt. Ist die Art und Weise, die Themen zu sehen und anzusprechen, durchgehend negativ, bereitet das den Nährboden für eine Eskalation des Schlechten. Hieraus kann sich eine verbale Aggressivität entspinnen, die zunächst auch hilfreich sein kann, die Themen, die unterdrückt und verdrängt werden, auf den Tisch zu packen und zur produktiven Konfrontation zu nutzen.

Aggressivität ist nicht schlecht, sondern auch nötig, um in manchmal auch hitzigen Diskussionen eigene Standpunkte klarzumachen, durchzusetzen oder um einen Kompromiss zu ringen, wenn es denn hilfreich ist. Das ist noch keine verbale Gewalt, im Gegenteil, es ist sogar ein Prophylaktikum vor der nächsten Eskalationsstufe, der verbalen, der psychischen oder letztlich auch der körperlichen Gewalt.

Negativität tritt ein, wenn das Paar uneins ist und aus dem Kritisieren, aus der Defensive und aus dem Vorwurfsmodus nicht mehr herauskommt. Eine Verschärfung sind negative Verallgemeinerungen, die als persönliche Kritik gezielt eingesetzt werden. Erfolgt dies in einem sehr dominanten Stil, also etwa mit Worten wie »Du mit deinen immer wieder blöden Ideen ..., ich sage jetzt, was wir tun!«, setzt sich die Eskalation fort.

Nicht nur die Aufwertung der eigenen Sicht auf die Dinge, auch die Abwertung der anderen Person ist unheilbringend. Dann ist die Kommunikation demütigend und verachtend, es kommt zu Erniedrigungen und sogar Drohungen, Nötigungen und Erpressungen. Gewalt, so Guy Bodenmann, beginnt bereits mit der abwertenden, despektierlichen Kommunikation, lange bevor es zu möglicher körperlicher Gewalt kommt. Und hier sehe ich auch den Punkt, wo die Verachtung des anderen sichtbar wird. Die Verachtung ist da, wenn es zur Abwertung des anderen kommt.

Bei Paaren, die zufrieden sind, enden irgendwann diese Eskalationsspiralen, weil einer der beiden aus der Eskalation aussteigt. Die Möglichkeit, aus einer solchen Reaktionsfolge der Negativität auszusteigen, ist immer gegeben. Nur ergreifen viele Paare nicht die Chance, das Störende oder die Grenze des Zumutbaren anzusprechen und das Ende des Sichherunterziehens einzuleiten.

Dies beschreibt auch das psychologische Reiz-Reaktions-Modell: Demnach löst ein negativer Reiz immer wieder eine negative Reaktion aus. Unglückliche Paare verhaken sich da so ungeschickt miteinander, dass der Kampf immer weiter fortgesetzt wird und nie enden will. Dabei lassen sich glückliche Paare eher in Frieden und werden nicht zu gegenseitigen Verfolgern.

Wie oft will sich jemand zurückziehen und wird doch gnadenlos von seinem Partner verfolgt, weil dieser unbedingt weiterdiskutieren will. So rät man, das Thema zu vertagen und wieder aufzugreifen, wenn die hochstehenden Affekte abgefallen sind und beide nicht mehr so erhitzt aufeinandertreffen.

Unglücklich läuft es, wenn beide keine Chance haben, aus dieser Dynamik auszusteigen. Hinweise für eine negative und aggressive Kommunikation sind schnelles, lautes, schreiendes Sprechen oder aber Unterbrechungen, heftige Entladungen von Wut und Zorn, Hohn und Verachtung wie auch Abwertungen, das Beharren auf eigenen Positionen und Meinungen, Du-Botschaften, Gesten, die diese Äußerungen unterstreichen, und Provokationen. Deutlich ist in solchen offenen Eskalationen, dass die Negativität niemals von versöhnlichen oder gar humorvollen Zwischentönen aufgelockert oder gar abgelöst und gelöscht wird.

Humor, Einsicht oder Vergebung sind übrigens wichtige psychologische Schubser, um sich davor zu bewahren, nicht komplett die Beherrschung über die eigenen Impulse zu verlieren – ein Phänomen, das in den besten Familien vorkommt, denn irgendwann reißt jedem mal die Hutschnur.

Fantasielose Desintegration des Selbst

Woher kommt die Verachtung in der giftigen Sprache? Narzissten zeigen in ihrer extremen Ausprägung eine zwischenmenschliche (interpersonale) Unverbundenheit. Das spiegelt ihre innere (intrapersonale) Distanziertheit von sich selbst. Sie sind abgespalten von den eigenen emotionalen Seiten. Das Störfeld des extremen Narzissten ist demnach nicht nur um ihn herum, sondern auch in ihm selbst. Im Denken fehlen wichtige, menschliche Eigenschaften. Da ist kein fantasievoller, empathischer, offener oder emotional-flexibler Innenraum. Normalerweise schafft dieser Innenraum eine hilfreiche Distanz zur Realität. Darin können die Dinge des Lebens großzügig verhandelt und über die Sprache gedacht und geäußert werden.

Hingegen ist dieser innere emotionale Raum im pathologischen Narzissten klein und wenig ausgebildet. Von außen kann man diesen Raum nicht sofort erkennen. Der Narzisst lenkt geschickt davon ab – mit seinem ganzen Wesen, auch mit seiner Sprache, die häufig glatt, geschliffen, überzeugend und logisch von der Selbstoffenlegung ablenkt.

Der gewiefte Narzisst spricht eine Sprache, die den anderen beherrscht. Eine Sprache, die Ereignisse ordnet. Eine Sprache, die auch fähig ist, die Realität zu manipulieren, sie zu formen und zu zerschneiden. Ein Werkzeug, das gezielt Desinformation setzen kann und unaufmerksame Dritte zu verwirren vermag. Eine Sprache, die verletzt. Eine Sprache, die Verachtung transportiert.

Das ist ein wichtiger Unterschied zu dem psychiatrisch Erkrankten, der so verrückt ist, dass Sprachzerfall und schwere Denkstörungen klar erkennbar sind. Dennoch gibt es einen deutlichen Hinweis über die Sprache, dass hinter der sprachlichen Fassade ein Mangel herrscht: Bildhafte Sprache wird nie verwendet.

Bildhafte Sprache besteht aus einem metaphorisch-symbolischen Abbild der Realität. Wer bildhafte Sprache benutzt, ist sich bewusst, dass Worte und Bilder nur das Abbild der Realität sind und nicht die Realität selbst. Wer bildhafte Sprache verwendet, nutzt Bilder, Metaphern, Analogien, Parabeln, Redewendungen oder Redefiguren. Damit wird die komplexe Realität distanziert und ein Raum erschaffen, in dem über den Umgang mit der Realität disputiert werden kann. In diesem Raum ist nichts festgezurrt oder gültig. Es ist der subjektive Raum des persönlichen Erlebens, den jeder Mensch hat. Menschen erschaffen sich damit einen wichtigen Spielraum in der Kommunikation miteinander.

Für eine stark narzisstisch gestörte Person ist die Realität unmittelbar. Das Reale ist bedrohlich nah, was zeitgleich den narzisstischen Verteidigungsmodus aktiviert, nichts nah an sich heranzulassen. Der Mechanismus ist immer aktiv, ob bei vermuteter oder bei einer realen Bedrohung. Daher gibt es im Gespräch mit einer stark narzisstisch gestörten Person diese merkwürdige Unmittelbarkeit des Betroffenseins. Da ist sehr konkret Nähe und sehr konkret Distanz. Da ist kein Spielraum. Da passt kein »So habe ich das nicht gemeint« dazwischen. Es gibt kein Verständnis und keinen Raum des Reflektierens. Ein komplizierteres »Ich habe es anders gemeint, und du verstehst nicht, wie ich das gemeint habe« hat da keinen Platz.

So etwas lässt empathische, bildreiche, fantasiebegabte Menschen regelrecht verzweifeln. Die Bemühungen empathischer, sich einfühlender Menschen, hier eine Brücke zum Narzissten zu schlagen, müssen auf Unverständnis stoßen. Die Metapher muss mit Verachtung als ein ungenügender Vergleich mit der Realität abgeschmettert werden. Dabei kann ein metaphorisches Bild, das für Werte, Überzeugungen, Moral, Schönheit und Hingabe steht, so wunderschön sinnstiftend für das Leben auf dieser Erde sein. Für den empathielosen Narzissten aber wird so ein Bild keinen Sinn ergeben. Es ist zu wenig greifbar. Nicht sichtbar. Nicht spürbar. Verachtbar.

Einen Schuss hat man frei! Und zwar nur diesen einen!

In der Begegnung mit einem narzisstischen Menschen, der einem womöglich auch noch verächtlich begegnet, hat man manchmal nur einen Schuss frei, um ihn emotional über die Sprache zu erreichen und im Störfeld des Narzissten zu bestehen.

Die Frage steht im Raum: Wie konfrontiere ich schwierige Menschen und ihre narzisstische Seite? Setze ich sie auf den heißen Stuhl? Wie durchschlage ich die narzisstische Abwehr? Häufig sitzen sie längst auf dem heißen Stuhl, denn so fühlt es sich für mich an, wenn ich ihnen gegenübersitze. In der Konfrontation mit einem Therapeuten wie mir spüre ich ihre hohe Aufmerksamkeit für mich. Ich bin ihnen vermutlich bedrohlich. Sie sind angespannt. Kontrolliert. Sie sondieren die Lage, fühlen sich eher unwohl. Und geben es nicht zu.

Sie achten darauf, gut zu wirken. Sie sind eben nicht entspannt, und es gelingt eben nicht, gemeinsam in ein gelassenes Miteinander zu kommen (in den von mir so gern erreichten Strom geteilter Trance, in dem bewusste und unbewusste Kommunikation freien Lauf bekommen). Ich spüre hingegen viel Kontrolle oder große Angst in der Übertragung. Das ist in Ordnung, denn auch damit kann ich arbeiten. Denn unter Beobachtung verhält sich ein narzisstischer Mensch häufig brav, angepasst, lügend und irgendwie *durchkommend*. Das weiß ich alles. Das ist alles seine Schutzschicht. Ich weiß auch, wie missbrauchend diese Person im intimen Raum mit seinen Liebsten sein kann. Wie er (oder sie) die Lösungsversuche der anderen umkehrt und gegen sie verwendet, etwa um Distanz und Sicherheit aufzubauen. Ich weiß, wie er Ereignisse als Verrat verdreht, um selbst die Kontrolle zu behalten. Nur hier, in der Begegnung mit mir, nehme ich ihm Stück um Stück diese Selbstkontrolle. Manchmal gelingt es. Das ist dann dieser eine Moment des *windows of opportunity*. Gelingt es nicht, den Narzissten zu erreichen, wird man als mittelmäßiger Therapeut von der narzisstischen Strategie des Klienten abserviert.

Wer etwas zu befürchten hat, wird sich fürchten. Es wird unangenehm, zu nah an die Affekte zu kommen. Zu nah an die Möglichkeit zu kommen, »schuld« zu sein, stresst. Somit ist die narzisstische Schutzreaktion sehr aktiv, sobald ein therapeutisches Setting betreten wird. Darin kann man sehen, wie verletzlich und weich oder wie angespannt und unwohl sich jemand fühlt. So weit normal. Begegne ich narzisstischen Kandidaten, bedenke ich die Möglichkeit, wahrzunehmen, ob sich derjenige zurückzieht, sich verschanzt, dissoziiert, projiziert und alles versucht, nicht erwischt zu werden.

Der Therapeut Milton Erickson, auf den ich später genauer eingehe, wählte manchmal die Tortur *(ordeal)*, um seine Klienten zu konfrontieren. In der Konfrontation mit dem emotionalen Innenleben mache ich das auch sehr gern mit meinen Lieblingsnarzissten. Das durchdringt deren narzisstische Abwehr sehr elegant. Aber man hat nur einen Versuch frei mit dem scheuen Reh, eine hilfreiche Irritation zu setzen, ohne zu kränken oder zu verletzen. Das darf es nämlich nie. Dabei hilft es, immer die unbewusst sich übertragende Emotion wahrzunehmen, zu fokussieren und ebenso unbewusst für den Klienten aufzugreifen. Zunächst muss die Emotionsarbeit erfolgen, danach kann an das Verursacherprinzip beim Narzissten appelliert werden. Ihn darüber klar und deutlich zu informieren, dass er der Verursacher ist oder zumindest erheblich daran beteiligt ist am Misslingen der Beziehung.

Besonders perfide im Störfeld des Narzissten ist die negative Kommunikation, die auf passiv-aggressive Weise erfolgt. Dabei weigert sich eine Person durch indirekte Sabotage, bei etwas mitzumachen. Man kann diesen Menschen nicht offensichtlich nachweisen, dass sie sich aggressiv verhalten, aber irgendwie ist es immer schwierig oder unangenehm in der Gegenwart einer passiv-aggressiven Person, denn letztlich gelingt das Vorhaben nicht oder nur unter hohen Kosten und Mühen – aufgrund der Verweigerungshaltung der passiv-aggressiven Person. Humor ist in dieser Konstellation eine zweischneidige Waffe, denn die passiv-aggressive Absicht ist es, mit dem Witz zu verletzen und die andere Person vorzuführen und abzuwerten.

Nicht unüblich im verachtenden Miteinander ist es, sich über den anderen lustig zu machen. »Aber unsere Schadenfreude ist ein Produkt derselben Illusion. Wir schwelgen nicht in unserer Klugheit, sondern frönen einer noch erlahmenderen Form der Grandiosität«, schreibt Ian Bogost sinngemäß im *The Atlantic.*[3] Die menschliche Neigung, über den Beschädigten auch noch zu lachen, ist die größte Verachtung und spiegelt sich in jeder größeren Skalierung narzisstischer Selbstüberhöhung.

Im kollektiven Miteinander finden sich gelegentlich vergiftete Formulierungen, die scheinbar freundlich gemeint, aber insgeheim doch zum Nachteil anderer Personen sind. Sie dienen dazu, eigene Interessen durchzusetzen. Man spürt dann in diesen Situationen, dass die Stimmung negativ aufgeladen ist, es herrscht »eine Luft, die zum Schneiden ist«, und alle behalten ihre Maske auf, die den Anschein erwecken soll, dass alles völlig okay sei. Dabei ist im Verhalten der Akteure deutlich zu sehen, dass hier gar nichts in Ordnung ist. Hierunter fallen solche modernen Begriffe wie *silent treatment* (Schweigebehandlung) oder *stonewalling* (Mauern, Kommunikationsverweigerung), die letztlich nur diese passiv-aggressiven Phänomene schneidender Sprachlosigkeit benennen.

Das Ringen von Dominanz und Freundlichkeit

Das größte Problem einer vergifteten Konfliktkultur ist, dass der Selbstwert des anderen zerstört wird. Das sieht man deutlich in den Effekten, die manipulative Strategien wie der Gaslicht-Effekt haben. Dabei werden im Störfeld gezielt Desinformationen gesetzt, die nicht aus Versehen, sondern mit voller Absicht die Wahrnehmung des anderen stark infrage stellen. Es ist dieser Zweifel, der sich tief in den Selbstwert des Angegriffenen bohrt und ihn zersetzt. Schließlich erreicht der Angreifer durch viele, dauerhafte und unsagbar wirksame Mikromanipulationen, dass sich große Verwirrung und Desorganisation im Selbst des Opfers etablieren. Diese Personen verlieren zunehmend ihre eigene Selbstwahrnehmung, ihren Selbstwert und sogar ihre Selbstachtung, kommen in eine immer intensivere Abhängigkeit zu ihrem Missetäter, der diese Traumabindung fortsetzt, da sie ihm nützt (und dem anderen schadet).

All diesen Konfliktaustragungen ist gemein, dass der Ärger nicht ehrlich ausgetragen wird oder, weil die Angst vor Sanktion und Denunziation zu hoch ist, unterbleibt. Viele Paare leben schließlich davon, dass die Frauen ihren Retter- und Helferfantasien folgen und ihrer Illusion, dass sie die einzigen Frauen sind sind, die diesen Mann in den Griff bekommen können. Im Grunde ist auch dies eine narzisstische Motivation, ein Allmachtsgedanke von komplementären Narzisstinnen und ahnungslosen Helfer-Retter-Partnerinnen, die aber in ihrem Bemühen, den anderen zu erreichen, scheitern. Etwas stimmt nicht bei diesen Paaren. Die Störfaktoren sind klar: Negativismus (negative Stimmung und negative Themen), Überforderungen, Müdigkeit und Mangel an Perspektivwechsel für den anderen.

Empathiemangel und Mangel an emotionaler Sensibilität können automatisch und absichtslos passieren. Im Störfeld des Narzissten sind sie auffällig hoch. Empathie ist bei vielen Menschen im psychischen Bauplan nicht vorhanden, weil diese nicht relevant war und nie durch nahestehende Menschen vermittelt wurde. Rudimentär ausgebildete emotionale Hirnbereiche können komplexe Empathie weder erkennen noch ausüben, wenn dies nie gelernt, unterdrückt, nicht gefördert oder nie gewollt wurde. Das ist ein Verlust, der sich automatisch niederschlägt und mit großer Anstrengung im Laufe eines bewussteren Lebens vielleicht ausgeglichen werden kann. Wenn Empathie fremd, ungeübt und unlesbar erscheint, wird sie vermieden. Damit wird ein Mensch schnell zu einem Ding, dem Würde, Wahrnehmung und Schmerz abgesprochen wird. Den Schmerz des anderen nicht zu spüren ist der Anfang einer unguten Entwicklung.

Denn nicht weit hiervon entfernt ist der Schritt zur körperlichen Gewalt, der bei Männern und Frauen unterschiedlicher nicht sein kann. Wer einem zur Empathie unfähigen Menschen im empathischen Bemühen zu nah kommt, läuft Gefahr, verletzt zu werden. Weibliche körperliche Gewalt ist kaum aktenkundig, weil man eben kaum nachweisen kann, wenn Frau kratzt, spuckt, schubst oder Gegenstände nach einem wirft. Ihre Schläge bleiben meist spurlos. Gewalt scheint also rein männlich zu sein, was aber nicht stimmen kann, denn sie ist Studien zufolge gleich verteilt.

Gewalt, psychisch und physisch, würde nach Studienlage von Männern und Frauen fast gleich häufig angewendet, so berichtet Guy Bodenmann: 75 Prozent der Männer und 80 Prozent der Frauen sind in romantischen Paarbeziehungen verbal hochaggressiv. 20 Prozent der Frauen und 14 Prozent der Männer sind von schwerer physischer Gewalt betroffen. Erschreckend ist, dass nicht wenige Paare sich nicht trennen, weil die Angst vor den Folgen einer Trennung schlimmer scheint als die vor einer Fortsetzung. Demnach ist die Angst um Leib und Leben, um die eigene Existenz, die im Fall einer Scheidung vom Partner bedroht würde, ein Grund, die destruktive Beziehung fortzusetzen.

Wer charakterlich den Mut findet, aus einer solchen Beziehung zu entkommen, hat wohl auch zu fürchten, nicht mit dem Leben davonzukommen. So raten Kriminalpsychologen nicht selten, kein letztes Gespräch mehr mit dem psychopathischen Narzissten zu führen, sondern den Kontakt ganz abzubrechen und aus dem Leben des anderen zu verschwinden (wenn das mal so einfach wäre, höre ich schon anklingen ...).

Wer schlittert tendenziell häufiger in zerstörerische (toxische) Paarbeziehungen? Nicht überraschend, dass hier eher Menschen zusammenkommen, die leicht ärgerbar, leichter zu beeinflussen sind und einen eher geringen Selbstwert haben. Verstehen wir das narzisstische Beziehungsmodell nun so, dass ein verborgener oder teils bewusster geringer Selbstwert durch ein größeres und aufgebauschtes Selbst kompensiert wird, dann wird eine solche Person viel schneller in eine große emotionale Not geraten, wenn Negativismus und Aggressionen die Beziehungskultur beherrschen.

Wenn die Stimmung durchgehend schwierig, feindselig-dominant oder passiv-aggressiv ausgestaltet wird, kann eine im Kern selbstunsichere Person einbrechen, denn die Realität des Alltags in einer toxischen Beziehung kann schnell den letzten Rest der Selbstachtung ausradieren. Da sticht der implizite Legitimationsanspruch narzisstischer Personen hervor, die meinen, dass sie das alles machen dürften, da diese Methoden ihnen zustünden. Dass es nun mal so sei und dass sie das alles nicht ändern könnten. Häufig werden scheinbar gemeinsam gefasste Vereinbarungen genutzt, um die eigenen Interessen machtvoll durchzusetzen und den abhängigen Partner damit zu steuern.

Hans lässt sich nicht in die Karten schauen

So meinte es Hans vor der Therapeutin in einer weiteren Sitzung, als er sagte: »Daher muss ich das Geld verdienen für unser gemeinsames Haus und achtzig Stunden die Woche hart arbeiten! Um dir ein Leben in Luxus zu garantieren!«

Hannah platzte verzweifelt unter Tränen heraus: »Aber Hans! Ich wollte nie ein so großes Haus. Das wolltest du!«

Starr ließ Hans diese Sicht auf die Dinge an sich abperlen. Sein bestimmter, Bestätigung suchender Blick erreichte die Augen der Therapeutin. Hans würde nie offenlegen, was tief in seinem

Innersten vor sich ging: Ich kann nicht mit dir eine tiefergreifende Beziehung führen, in der ich mich öffne und du meine Schwächen erkennst. Ich kann nur meine Bedürfnisse nach Großartigkeit erreichen. Aber wer meine Normen, meine Annahmen und meine Meinung nicht teilt, stellt sich gegen mich. Wenn du das nun machst, kann ich das aushalten. Mein Interesse gilt nicht deiner Perspektive, sondern nur meiner. Ich gebe dir das, von dem ich annehme, dass es das Beste für dich ist.

Hans würde diese Art zu denken und zu sein nie offen zugeben, nicht mal vor sich selbst. Er sah darin keinen Sinn, denn er spürte hier keine Notwendigkeit. Seine Fähigkeit zur Empathie war eben nur rudimentär. Neben Hans verkümmerte Hannah emotional, und ihr Ringen um emotionales Verständnis ging bei Hans ins Leere. Weil da nichts Entsprechendes in Hans war, ihre Emotionalität aufzufangen und sensibel zurückzuspielen.

So ist häufig die Denke narzisstisch manipulativer Partner, die ihren eigenen Anteil am unglücklichen Geschehen einer Partnerschaft nicht sehen. Ihr Ziel einer Beziehung ist nicht die Empathie, sondern das Erreichen sehr konkreter äußerer Ziele, die erhebend auf die Beziehung und sie selbst zurückspiegeln.

Zu viel Empathie stand Hans im Weg. An jeder Perspektive empathisch zu haften, statt rasch zu entscheiden, blockierte sein Fortkommen. Wenn das Leben aus dieser egoistisch motivierten Perspektive gelingen soll, dann ist es angenehm, wenn Empathie nur rudimentär angelegt ist. Das kann ich bestätigen und meine es nicht wertend. Auch ich kam weiter, weil ich etwas weniger Empathie als mein soziales Umfeld zeigte, eher rational entschied und dadurch allzu heftigen emotionalen Konflikten aus dem Weg ging. Diese Haltung scheint mir zu ermöglichen, die Sicht des Paartherapeuten auf das Drama im Paar aufrecht zu halten. Vielleicht eine Reinszenierung früher Kindheitserlebnisse, wenn man den eigenen Eltern beim Streit zusah und sich als Kind so seinen Teil dazu dachte.

Nach einer gewissen Fassungslosigkeit hat man häufig das sich aufdrängende Gefühl, man müsste empathielose Menschen mit Praktiken der Empathie überschütten und sie wieder auf die Schulbank schicken. Das denke ich besonders bei den Paaren, die auf meiner Couch sitzen und in denen die Partner sich gegenseitig verachten. Außer Frage ist Empathie die Währung der Zukunft, auch wenn weniger davon manchmal hilfreich ist.

Szenen (m)einer Ehe

»Wow. Welch edle Worte!« Carlota stand plötzlich hinter mir und sah über meine Schulter auf den Monitor. Ich hatte sie beim Betreten meines Arbeitszimmers nicht bemerkt. Zu sehr war ich ins Tippen vertieft.

»Soll ich es wieder löschen? Zu hochtrabend?«, fragte ich nervös.

»Nein, nein. Lass es stehen. Machst du super.«

Das mit dem Loben des Narzissten hatte sie perfektioniert. Es beruhigte mich ein paar Sekunden. »Schatz, ich muss jetzt weitertippen. Das hier muss gelingen!«, sagte ich. Irgendwie fühlte ich mich gestört. Herabgesetzt. Belächelt. Traf mich da gerade Verachtung?

Carlota blieb stehen, und ich nahm empathisch ihre Nähe wahr. »Was!?«, fragte ich und verdrehte den Kopf zu ihr.

»Nix!«, sagte sie, lächelte mich an und ging. Ich konnte genau sehen, wie ihre Oberlippe nur ganz leicht zur Nase strebte.

»Hast du mich gerade belächelt?«, rief ich ihr hinterher. »Niemals, Schatz! Das ist nur deine Wahrnehmungsverzerrung! Schreib weiter!«, hörte ich Carlota rufen.

Es klang so ... ich weiß nicht ... verachtend?

Bliss: Leben, wofür man brennt

Aus der Psychologie des Gelingens und der Transformation formte sich sogar ein ganzes Erfolgskonzept persönlicher Entwicklung, das als Heldenreise oder Monomythos bekannt ist. »Follow your bliss!«, sagt der Mythenforscher Campbell, der sich mit Archetypen des Menschen auseinandersetzte und diese mit der jungschen Psychologie und dem Wesen des Menschen, in Narrativen, in Geschichten zu denken, zusammenfügte.

Diese universelle Struktur persönlicher Entwicklung hilft, durch das narzisstische Störfeld zu navigieren: Wer seinem *Bliss* folgt, egal welche Prüfungen ihm deswegen anstehen im Leben, wird ein sinnstiftendes und erfüllteres Leben führen und das erreichen, was er für sich als wahrhaftig erkennt. Bliss ist so definiert, dass es das ist, was einen gewissermaßen juckt, was man sich zutrauen muss, ein entscheidender Mix aus positiven, lohnenswerten und ängstlichen Erwartungen und körperlicher Erregung, der vitalisiert, anzieht und antreibt: die individuelle Leidenschaft oder selbst gegebene Bestimmung. Auf dieser individuellen Heldenreise kommt es nicht allein zur Veränderung der Probleme, die sich dem Reisenden in den Weg stellen, sondern es ist der Reisende selbst, der sich charakterlich verändern, anpassen und über sich hinauswachsen muss, um das Problem und sich selbst so zu verwandeln.

Follow your bliss!, folge deiner ungeduldigen Neugierde und Leidenschaft, deiner Berufung und erreiche deine Ziele, für die du reichlich belohnt wirst. Der Mythos dieser Reise ist kein narzisstischer Egotrip, sondern die Befreiung aus fremden Klammern, die Reinwaschung von irrigen Wünschen und Fehlannahmen. Idealerweise lernt jeder sich aus den eigenen narzisstischen Annahmen zu befreien, weniger narzisstischen Wünschen zu folgen und emotional zu heilen. Idealerweise lernt der zur Reflexion Gezwungene mehr, wenn er dazu bereit ist. Es gibt auch Heldenreisen, die nicht gelingen.

So begegnen dem Reisenden, der bereit ist, seine größten Ängste zu überwinden, Hindernisse. Durch sein *commitment* überwindet er scheinbar unüberwindbare Hindernisse. Irrationale Ängste werden zerstreut und reale Gefahren gemeistert, überholte Lebensregeln aufgelockert und verändert. Dabei hilft auch ein Impuls, ein Schubs, sich auf einen Veränderungsprozess einzulassen, den man voller Sorge bisweilen niemals dachte oder vermied.

Nudging, so das amerikanische Wort dafür, ist einer der wirksamsten psychologischen Tricks, sich selbst über eine Schwelle zu schubsen und damit mit einem »Huch! Ich hab es wirklich getan!« zu erfahren, um zu werden, wer man ist. Das ist die Rationale hinter dem Veränderungsprozess. Das ist auch ein erfahrungsbasierter Prozess: um zu erfahren, wie es ist, der zu werden, der man im Kern ist oder sein will. Man sollte sich vorstellen, hinter sich selbst zu treten und sich einen Schubser zu geben, in eine andere Welt, die fremd und neuartig ist, weiterzureisen – mit dem größten Vergnügen und gespannter Aufmerksamkeit für das Neue. Das ist etwas, was narzisstische Egozentriker selten wollen. Sie fürchten ja die Ablösung, den Verlust, die Abwendung und die Veränderung eines mehr oder weniger funktionierenden Egotrips.

So eine Entwicklung ist meist gesund und eher verträglich, denn dabei kommt es kaum zu Schäden oder Kosten im Außen. Jedoch sind dabei die Veränderungen, etwa durch Loslassen lieb gewonnener Gewohnheiten und Gemütlichkeiten, ein sehr schwieriger Prozess. Viele werden sich beklagen. Wer also seinem Bliss folgt und auf Heldenreise geht, wird Widerstand von bisherigen Unterstützern erfahren, wird Klagen und Beschwerden hören. Ein gutes Zeichen! Löst man sich da vielleicht aus einem narzisstischen Umfeld!? Das laute Leiden der Kläger ist möglicherweise der Verlust des ausnützerischen Zugriffes auf die eigene Person – ein wertvoller Hinweis auf mehr Autonomie. Ein Narzisst, der eher andere für sich benutzt, wird die eigene Veränderung nicht wollen, sondern eher die Personen austauschen, die ihm nicht mehr nutzen.

Dem männlichen Narzissten reicht es, nüchtern einen Satz zu sagen: »Die Frau ist einfach verrückt.« Das ist ausreichend, die Ehefrau verächtlich zu machen und wie einen Gegenstand zu entsorgen. Im Abwehrkampf geht die viel zu anstrengende und viel zu laute Frau mit wehenden Fahnen unter.

Wer die verächtliche Stimmung erträgt und bleibt, entscheidet sich für ein sadistisch-masochistisches Spiel. Wer gibt und wer nimmt in einer Beziehung? Viele bleiben im Schmerz und im Unaushaltbaren einer Beziehung, weil sie nicht anders an Vorteile kommen und ihre Risiken zu groß sind, Gewohntes aufzugeben und zu gehen. Irgendwann kann man es nicht mehr ertragen. In einem Moment der Selbstermächtigung sollte die Entscheidung zur Ablösung nicht zerstörerisch, sondern sanft erfolgen. Wer sich selbst verändert, verändert seine Welt.

Entwicklung mit Gewinn und Verlust

Nicht immer muss das eigene Verhalten fremdbeschädigend oder störend sein. Es kann durchaus sein, dass man durch das eigene Verhalten die Erwartungen anderer irgendwann in der eigenen Entwicklung nicht mehr erfüllt. Weil man sich weiterentwickelt. Das ist keine Schädigung, eher eine Gewinn-Verlust-Rechnung. Man gewinnt und verliert Dinge. Man gewinnt und verliert Menschen. Es gibt Willkommensgrüße und Abschiede. Der Schmerz des Loslassens ist ein notwendiger Schritt.

Stößt man selbst aber immer wieder an schmerzhafte Grenzen, die einem der eigene emotionale Stil aufdrängt und in den man sich selbst irgendwie unbewusst hineinmanövriert, steht täglich, minütlich, sekündlich die Chance zur Veränderung vor einem. Sich zu verändern bedeutet auch, sich den eigenen Affekten, negativen und unangenehmen Themen zu stellen, denen man sonst aus dem Weg geht. Sich zu stellen bedeutet im Modell der Heldenreise, sich von den eigenen Monstern überwältigen und fressen zu lassen. In einer tiefgreifenden Auseinandersetzung mit sich selbst und den eigenen Schattenseiten zu sein. Sich zu verwandeln und aus dem Bauch des dunklen Monsters, das Symbol für die eigenen Schattenseiten ist, wieder neu geboren zu werden.

Im besten Fall hat man etwas gelernt, indem man sich mit dem, was beängstigend war, konfrontierte und traute. Im schlechtesten Fall wiederholt sich immer wieder die Prozedur, sich vom Monster fressen zu lassen, bis man sich wirklich verändert, weil man es wirklich verstanden (Verstandesarbeit), im Verhalten erprobt (Körperarbeit) und innerlich erfahren (Emotionsarbeit) hat.

Denn es gibt sie, die Menschen, die einen Veränderungsprozess für sich nicht begreifen können. Es gibt Personen, die als nicht veränderbar gelten. Darunter finden sich zahllose Personen, die an einer Sache festhalten: an ihrer robusten narzisstischen Abwehr. Die ihre eigene Selbstgefälligkeit als Schutz vor zu viel Veränderung und Schmerz einsetzen und anderen Menschen, die ihnen schwach vorkommen, mit Verachtung begegnen.

Verachtung kann jeden Menschen in jeder Lebenszeit treffen. Als Kind, als jungen Menschen und als älteren, privat und im beruflichen Kontext. Verachtung gehört zu den niederträchtigsten Affekten, sie ist selten objektiv begründet und hoch subjektiv.

Das Ziel dieses Affektes besteht darin, abzuwerten, zu distanzieren, klein zu machen und die Lebensfreude des anderen zu zerstören. Eine Person zu verachten, weil sie einem nicht in den eigenen narzisstischen Kram passt, gehört vermutlich zu dem Niederträchtigsten, was ein Mensch spüren kann.

Zur Info – Narzissmus ist der Dreierschritt:

1. *Selbstidealisierung:* überhöhtes Selbstwertgefühl und überzogene Selbsteinschätzung,
2. *Fremdabwertung:* Verachtung und aktive Herabsetzung von Mitmenschen,
3. *Selbstimmanenz:* Im Gegensatz zur Selbsttranszendenz (nach Viktor Frankl und Robert Cloninger) bleibt das Wichtigste das Selbst.

Wie »knacke« ich den Narzissten?

Das *hilfreiche Gegengift* hierzu sind nach Cloninger Selbstbeherrschung *(self-directedness),* Kooperation und die sogenannte Selbsttranszendenz.

In der Emotionsarbeit verbinde ich mich als Therapeut mit den unangenehmen, bedürftigen und schwer aushaltbaren Affekten des Narzissten, die drastisch von ihm vermieden werden. Er spürt vermutlich nur ein »Mir geht es nicht gut«, ohne es weiter zu vertiefen. Oder er spürt wenig, da verdrängt. Ich suche die Angst des Narzissten. Mit der Befürchtung konfrontiert, verlassen, herabgesetzt und kritisiert zu werden, will ich mich verbinden. Weil ich es kenne. Manchmal erreiche ich diesen verwundeten Ort. Und es rührt uns dann zu Tränen.

Die Schutzhülle lasse ich hinter mir, indem ich all die Erfolge anerkenne und mich bestätigend zeige für das, was die narzisstische Seite alles geschafft hat. Ich verneige mich und bildlich gesprochen küsse ich die Füße des Narzissten. Ich bin nicht der Gegner, ich bin der emotionale Kollaborateur. Ich heiße nicht das Fehlverhalten gut, aber ich bin da. Ich erkenne alles an. Und lege es beiseite. Ich sage: »Klasse! Und nun vergessen wir alles, was bisher half. Vergessen wir die ganzen Erfolge und Errungenschaften. Ich suche etwas anderes. Ich will etwas anderes von dir.« Ich will seine Emotionen. Und damit steht das Arbeitsbündnis. Ich lasse mir die Erlaubnis und den Auftrag erteilen, tiefer schürfen zu dürfen. Durch eine Kernbohrung komme ich dann direkt zu den tiefen und teilbewussten Bedürfnissen. Dadurch fördere ich Empathie für das Selbst.

Auf dem heißen Stuhl wird dem Klienten klarer, wofür der narzisstische Schutzwall da ist. Er schützt die eigene Verwundbarkeit im Kern. Er schützt die dort liegende Wunde. Die Schutzmaßnahmen sind begründet! Gemeinsam erkennen wir die Wahrhaftigkeit dieser Wunde an. Wir klären die (übertriebenen, narzisstischen) Maßnahmen zu ihrem Schutz. Diese Verhaltensweisen sind für andere verletzend und entwürdigend. Das wird deutlich. Die Schutzmaßnahmen können aber erst als ungünstig und nicht so hilfreich erkannt werden, wenn erkannt wird, welchen Schaden sie produzieren. Das geht nur, wenn klar ist, dass eine reale Gefahr der erneuten Verwundung nicht besteht. Erst wenn die Wunde nicht bedroht wird, sondern vom liebevollen Umfeld, das es dann auch sein muss, gewürdigt wird, können die übertriebenen narzisstischen Sicherheitsmaßnahmen aufgegeben werden.

Auch uralte Wunden aus der Kindheit (gerade um die geht es!) brauchen heute Trost und Anerkennung. Das bringt eine tiefe und heilende Genugtuung. Jedes Opfer von Gewalt findet es genugtuend, Anerkennung für die Verwundung zu bekommen, die es hilflos und schwach, ohnmächtig und überfordert erlitten hat. Ein Trauma bestätigt und bezeugt zu bekommen rettet einem die Seele. Man sagt: »Ja, mir ist das ebenfalls passiert.« Es ist so immens wichtig und richtig, sich zu spüren in der Anerkennung dieser alten, tiefen Wunde.

Denn was ist dieses narzisstische Gehabe, sich selbst toller zu machen, als man wirklich ist, oder sich mit immer mehr Überhöhungen und Wichtigkeiten zu befassen? Es ist Ablenkung durch Beschäftigung mit den eigenen Projektionen. Die nennen wir sogar manchmal sinnigerweise »Projekte«: »Ich habe zu tun mit meinen Aufgaben, die so wichtig sind.« Das sind eigene Projektionen, also Erwartungen und Pflichten. Das ist Ablenkung vom Selbst.

Ich klatsche in die Hände und sage: »So, dann legen wir mal los!«, und erkläre, wie man achtsam atmet. Ich demonstriere es, lade ein mitzumachen, was schnell eine hilfreiche Wehrlosigkeit und Kooperation auslöst, und erzähle beiläufig, was diese inneren Vorgänge so veranstalten: Was innerlich stört, wird nach außen gebracht (durch Projektion), und von dort kommt es wieder auf einen zu. Das macht Angst.

Nicht genug zu sein scheint eine zentrale innere Regung im Narzissten zu sein, die nach außen projiziert wird. Alles Bemühen ist, das Gegenteil zu beweisen, doch gut genug zu sein. Man will mehr tun, um gut genug zu sein, und überfordert sich damit.

Ich finde wieder zurück zur Atmung und zur emotionalen Selbstempathie. Es ist die beste Technologie, die wir haben, jetzt im gegenwärtigen Moment zu sein. Das ist Freiheit. Nichts zu brauchen, um so zu sein, wie man ist. Nicht den anderen zu brauchen für sich selbst. Sondern nur sich selbst zu haben. Im fühlenden Kontakt mit sich selbst zu sein: ein Zustand, den viele nicht kennen. Ein Ort persönlicher Ruhe. Das ist die Freiheit, die so sehr gesucht wird.

Narzisstische Angst im Bösen

Im Störfeld des Narzissten trifft man auch auf Angst. Angst ist eine wesentliche Zutat des narzisstischen Bösen. Der Narzisst hat Angst und überträgt diese auf sein Opfer. Narzissten sorgen dafür, dass sich andere mehr zu ängstigen haben – das geschieht als automatische oder absichtliche Schutzabwehr. Denn es geht immer darum, sich höher, mächtiger, besser zu stellen als der andere. Auch in der Angst. Dabei trifft diese Angstabwehr andere mit so heftiger Wucht, mit primitiver Verachtung und brutaler Zerstörungskraft, dass einem dabei im Kopf schwindelig werden kann. Diese Verwirrung im Kopf muss man bestehen – am besten, wenn man erkennt, wie sehr Narzissten unter Angst agieren und warum sie das tun. Dann findet man möglicherweise einen Zugang und Weg, die Verwirrung zu klären und die Beziehung zum Narzissten zu beruhigen.

Narzisstische Personen haben große Ängste vor der eigenen Bedeutungslosigkeit. Sie haben Angst, nicht gesehen zu werden, langweilig zu sein oder schlecht wegzukommen.

Typischerweise entwickeln Narzissten Ängste, wenn ...

- sie mit der eigenen Mittelmäßigkeit und eigenen Schwachstellen konfrontiert werden,
- sie nicht mehr bevorzugt behandelt werden oder nicht die erwartete Anerkennung und Ansprüche erhalten,
- sie zu scheitern drohen oder das, was sie sich an großen Zielen ersehnen, den Bach runtergeht,
- eigene, egoistische Regeln und Normen verletzt werden,
- egoistische Annahmen durch Kritik korrigiert werden,
- sie in emotionale Konflikte rauschen und emotional überfordert werden,
- frühe, traumatische Bindungs- und Verlusterfahrungen aktiviert werden,
- frühe und neue Kränkungserfahrungen getriggert werden,
- sie die Verwechslung serviert bekommen, dass es nicht immer um Leistung oder Anerkennung geht,
- sie damit aufhören sollen, ständig ihr Ego zu verteidigen.

Diese spezifischen Ängste vor dem Mittelmaß und davor, nicht zu genügen und zu versagen, entstehen, wenn Narzissten Situationen erwarten, in denen so etwas möglich ist, oder wenn sie befürchten müssen, dass solche Situationen tatsächlich eintreten. Etwas *nicht zu können* verachten sie zutiefst – auch an sich selbst. Narzisstisches Vermeidungsverhalten durch Beherrschung der Situation oder Flucht hieraus wird massiv aktiviert. Selten erstarrt die narzisstische Person unter einem kränkenden Angriff lächelnd und die Fassade mit Pokerface bewahrend. Diese Vorgänge sind häufig automatisiert, also unterliegen nicht einer Willensbildung und Entscheidung. Nur im Nachgang kann reflektiert und sich entschuldigt werden. Nur manchmal klingen diese Entschuldigungen wie eine Notfallbeichte, um Narzissmus zu bewahren und den narzisstischen Befürchtungen erneut auszuweichen. Statt sich zu stellen.

Übung für eigene narzisstische Ängste

Die passende Übung, um diese typisch narzisstischen Ängste langfristig abzubauen, wäre zu überlegen, weniger zu wollen. Wie wäre die Welt da draußen, wenn jeder so ein hohes Anspruchsdenken wie der Narzisst hätte? Wenn niemand sich mal in die Situation des anderen versetzen würde, wenn kein Mitgefühl für den anderen in der Welt bestünde und es nur um Äußerlichkeiten wie Status, Sachen und Sex ginge (die drei S des Narzissmus nach K. Campbell). Niemand wäre in der Lage, tiefe, innige Beziehungen zu führen – und selbst das Bedürfnis nach Geborgenheit und Liebe bliebe unbefriedigt. Man macht sich klar, wie unangenehm es sein muss, einen Narzissten als Freund, Partner oder Gefährten zu haben, weil er ständig nur an sich selbst denkt. Man macht sich klar, wie unangenehm es sein muss, jemanden dauernd in der Nähe zu haben, der andere mit verächtlichen Worten und Taten abwertend verletzt, ständig über emotionale Grenzen geht, nur damit alles nach der narzisstischen Nase läuft. Irgendwann liegt alles in Scherben.

Ein paar konkrete Tipps zur Heilung der narzisstischen Seite:

- ausprobieren, sich in Gruppen nicht sofort in den Mittelpunkt zu spielen oder an die Spitze zu wollen,
- sich mehr für den anderen interessieren und mal an einem Abend auf einer Party kein Sterbenswörtchen über sich selbst verlieren,
- unangenehme Beziehungsangelegenheiten nicht vor sich herschieben, sondern angehen,
- demütiger und bescheidener werden, das schmückt besser, als diese vergänglichen Äußerlichkeiten zu sammeln,
- in neun von zehn Fällen nicht narzisstisch handeln, um sich beim zehnten Mal dann mit einer kleinen narzisstischen Geste fürs Durchhalten wieder selbst zu belohnen: »Wow, bin ich super! Ich war superlang nicht narzisstisch!«

Narzisstische Menschen werden ihre Ängste gut meistern, jedes Mal wenn sie nicht die Nummer eins sind und jedes Mal wenn sie es nicht besser wissen müssen. Wenn sie aufhören, andere Menschen für ihre egoistischen Bedürfnisse reuelos zu manipulieren und emotional zu missbrauchen. Wenn sie lernen, aufkommende ängstliche Anspannung mit Fassung zu tragen, wenn sie kritisiert werden, und sich darin üben, Kritik als konstruktiv anzunehmen und nicht einfach nur abzuwehren und anderen für die Kritik die Schuld zu geben. Kritik ist kein persönlicher Angriff, der aggressiv abgewehrt werden muss. Es wäre besser, wenn sie sich mit zerstörerischen Lösungsvorschlägen zurückhielten, wenn sie erkennen, dass sie auch geliebt werden, ohne viel leisten oder darstellen zu müssen – ohne außergewöhnlich gut, makellos oder genial sein zu müssen.

Eine lehrreiche Metapher ist die Geschichte vom »Hühnchen Sabinchen«[4], das arrogant und arbeitsscheu kein Ei legen wollte und sich selbst im Herumflanieren am tollsten fand, bis der Landwirt den einzigen Nutzen an Sabinchen fand, sie als Suppenhuhn zu verwerten.

Sie meinen, sehr viel zu arbeiten? Meine Antwort: Wie sehr arbeiten Sie denn an der guten Qualität menschlicher Beziehungen? Wie arbeiten Sie an der Beziehung zu Ihrer Partnerin oder Ihrem Partner? Keine Angst: Denken Sie nur mal darüber nach.

Opfer-Täter-Retter-Angst-Durcheinander

Wer an seiner Beziehung trotz ängstlicher Anspannungen arbeiten will, muss Folgendes kapieren: In Beziehungen sind wir alle in unterschiedlichen Rollen. Mal sind wir Täter (oder Verfolger), und mal sind wir Opfer (oder Verfolgte). Eine Mischposition von Opfer und Täter ist die Rolle »Retter und Helfer«. Menschen mit einem Helfersyndrom sind der Kitt, der destruktive Beziehungen vor lauter Angst zusammenhält. Das ist kein *victim blaming,* sondern wertfreie Beschreibung einer furchtbar widersprüchlichen Realität.

Eine Realität, in der es auch *echte Opfer* von Gewalt und Missbrauch gibt und die ich nicht verhöhnen will. Aber auch eine, in der gegenseitige Verachtung eine verschärfende Rolle spielt. Verachtung bestimmt auch das dramatische Spiel in diesen Rollen. Der »Täter« verachtet das »Opfer« für seine Schwächen, und das »Opfer« verachtet sich selbst dafür, schwach zu sein. Umgekehrt verachtet das »Opfer« den »Täter« für seine Selbstgefälligkeit, und der »Täter« verachtet das Niedere um ihn. Alles, was der »Täter« nicht kann, was er auf andere projiziert, was ihn in seiner Grandiosität blockiert, stößt bei ihm auf Verachtung. Dem unterwirft sich auch das »Opfer«, womit nach außen das Beziehungsdreieck undurchdringbar abgeschlossen ist.

Im *Psychodrama-Dreieck* nach Stephen Karpman (1968) wird klar, dass innerhalb der Beziehung die Rolle des Täters nicht immer klar ist. So kann ein *ängstliches* Opfer, das sich zum *mutigen* Retter entwickelt, um in einer ungünstigen Situation einzugreifen, über das Ziel hinausschießen und selbst zum *aggressiven* Täter werden.

Dabei liegt zwischen den beiden Positionen nur ein Funkensprung, vor allem bei solchen Personen, die sehr schnell auf einen Reiz mit einer Reaktion reagieren, deren Zündschnur kurz ist.

Häufig sind diese Verhaltensweisen erneute Inszenierungen aus einem in der Kindheit erlernten *Skript*. Wir leben nach in uns angelegten »Drehbüchern« und spielen darin unser »Spiel« (Eric Berne, 1950). Man würde so nicht reagieren oder sich so ausdrücken, ohne dies bereits zuvor schon einmal erlebt und verinnerlicht zu haben. Dabei ist entscheidend, was sich in uns eingeschrieben hat und wie zerstörerisch es in uns aktiv ist. Das *Wie* sagt viel über bisher durchgemachte Belastungen, die sich als Skript ins Unterbewusstsein festsetzten. Das *Wie* beschreibt die biografisch früh verinnerlichte Reaktion, von der man sich durchaus noch im Erwachsenenalter mitreißen lässt, wenn diese Reaktion automatisiert und unbewusst ist.

Reagiert jemand schreckhaft, alarmiert, nervös und unbedacht, impulsiv oder narzisstisch, ist dies auch immer selbstoffenbarend. Der bösartige Effekt ist ein völlig anderer, aber der Beweggrund hierfür bedarf der näheren Betrachtung. Denn zu häufig und zu Recht schauen wir nicht hinter die Fassade. Was haben wir dort auch zu suchen, wenn wir durch den Angriff verletzt wurden?

Es ist für den psychologisch geschulten Verstand naheliegend, Verachtung zu erfahren, wenn jemand mit seiner verletzten Seite konfrontiert wird. »Nähere dich nicht meiner Verletzung!«, das könnte das Motto eines verachtenden Narzissten sein. Narzisstisches Handeln ist damit häufig Ausdruck einer früh angeeigneten Schutzreaktion. Es muss der Retter-Rolle klar sein, dass ihr Angebot, zu helfen, wiederum von der narzisstisch strukturierten Täter-Rolle heftig abgewehrt wird, weil die helfende Person nicht wissen kann oder darf, wie verwundet die andere Person ist. Die harte narzisstische Abwehr des Verwundeten trifft den anderen eiskalt, manchmal sogar mitten ins Herz.

Weniger Drama, *Babe!* Das Drama-Dreieck – revisited

Wie kann aus dem Drama-Dreieck ein gesundes Dreieck ganz ohne Drama werden? Die Antwort: wenn die bewusste Wandlung aus der Rolle in ein Sosein gelingt! Wenn die Lösungsversuche keine Zerstörung als Folge haben, dann sind sie richtig. Die Verwandlung[5] geht so: Statt über die Opferrolle zu klagen, nimmt man sich als verwundet wahr. Statt in der Täterrolle zu kämpfen, nimmt man sich als wirksam und wichtig wahr. Statt sich in der Retter- und Helfer-Rolle abzuarbeiten, nimmt man sich als verantwortlich und ansprechbar wahr. In dieser entschärften Sicht, ohne impulsiv zu reagieren, fällt die Entscheidung zur Gelassenheit (und zum Ausbrechen aus der sich wiederholenden Dynamik) deutlich leichter. Man selbst wird wandelbar. Die Beziehungen werden wandelbar. Das Störfeld wandelt sich, schwächt sich ab. Wir verändern die Haltung in ein Sosein.

In diesem Sosein sind wir annehmend. Wir akzeptieren, was wir selbst sind und was der andere ist und sein kann. Man kann sagen: Ich kann meine drei Seiten bewusst wahrnehmen und zugleich »so sein«:

- Ich bin wichtig und wirksam, aber kein Täter. Ich verletze nicht und respektiere Grenzen.
- Ich bin sensibel und verletzbar, bin nicht schwach und auch kein Opfer. Ich habe Würde.
- Ich bin für mich selbst verantwortungsvoll und aufmerksam, ohne ständig retten und helfen zu müssen. Ich habe Mut und Kraft.

Nehmen wir diese Erkenntnis als eine wunderbare Chance für menschliches Verhalten. Gesund ist es, moderierend und kompromisshaft unsere Verletztheit, unsere Feindseligkeit, Wut, aber auch unsere Überforderungen und Ohnmachten auszuhalten – und sie verantwortungsvoll, feinfühlig und wirksam zu verändern. Denn jeder von uns ist wichtig. Jeder hat Würde.

Wir können lernen, uns nur selbst zu »haben«: Man kann in einer Beziehung sein, ohne den anderen zu besitzen. Man kann weder die Kraft noch die Rettung für den anderen sein. Macht man sich abhängig, läuft man große Gefahr, emotional mitgerissen zu werden. Die Bereitschaft, sich abhängig zu machen, ist das Einfallstor für jene missbrauchenden Menschen, die sich daran vergnügen, Abhängige zu besitzen.

Die ganzen Probleme entstehen, wenn sich jemand bemüht, aus dieser Abhängigkeit wieder rauszukommen – es ist ein großes, kollektives Missverständnis, sich in eine abhängige besitzende Beziehung hineinbegeben zu müssen, um das scheinbar richtige Leben zu führen und damit tatsächlich das falsche zu leben, denn man muss nicht um jeden Preis verpartnert sein, erst recht nicht mit einem Partner, der einem schadet. Wir müssen lernen, es auszuhalten, als Individuen zu leben, ohne uns gegenseitig in Besitz zu nehmen. Man kann sagen: Ich habe keinen Besitzanspruch an dich. Wir begegnen uns jedes Mal neu und erfreuen uns an unserem Sosein.

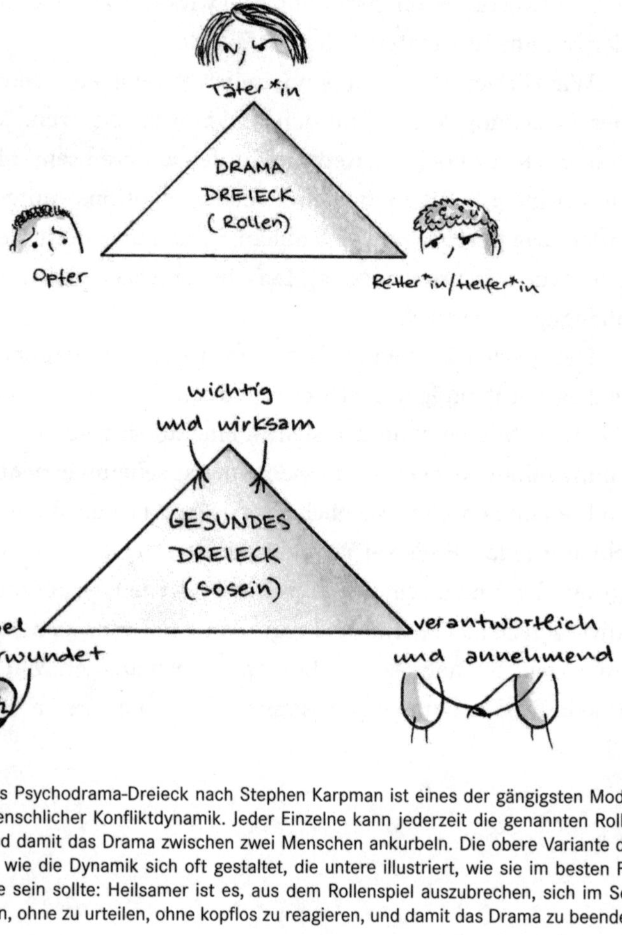

Abbildung: Das Psychodrama-Dreieck nach Stephen Karpman ist eines der gängigsten Modelle zwischenmenschlicher Konfliktdynamik. Jeder Einzelne kann jederzeit die genannten Rollen einnehmen und damit das Drama zwischen zwei Menschen ankurbeln. Die obere Variante des Modells zeigt, wie die Dynamik sich oft gestaltet, die untere illustriert, wie sie im besten Fall ist und wie sie sein sollte: Heilsamer ist es, aus dem Rollenspiel auszubrechen, sich im Sein wahrzunehmen, ohne zu urteilen, ohne kopflos zu reagieren, und damit das Drama zu beenden.

Verschreckt: Wie Hannah groß wurde

Als Hannah zur Welt kam, wurde sie in ein Elternpaar hineingeboren, das seine elterliche Sensibilität noch lernen musste. Niemand hat für ein Baby eine Gebrauchsanweisung, auch nicht für das wachsende Kleinkind. Klar, es gibt zahlreiche Hilfsangebote, nur muss man als Eltern erst auf die Idee kommen, Hilfe zu benötigen. Die überwiegende Mehrheit der Eltern, das ist Fakt, ist überfordert mit dem Kind.

Das Leiden ist auf allen Seiten. Das Leiden des Kindes ist immer auch das Leiden der Eltern. Aus der Überforderung der Eltern heraus geschehen Kindesmisshandlungen und Erziehungsfehler – ob beabsichtigt oder nicht, sie prägen die Kinder. Sind Eltern müde, erschöpft oder gestresst, passieren die meisten Fehler.

Typischerweise sind Kinder narzisstisch akzentuierter Eltern, wenn sie Babys und Kleinkinder sind, meist großartig und werden nicht sofort mit Verachtung konfrontiert. Später, wenn das Kind nicht mehr den Annahmen narzisstischer Eltern entspricht, wird es entidealisiert: Dann kann es »schwierig«, »komisch«, »dumm«, »klein« oder gar »behindert« abgewertet werden. Solche Zuschreibungen greift das Kind auf, es beteiligt sich daran, sich selbst zu entidealisieren. Manchmal wird dem Kind von Anfang an keine Liebe geschenkt. Es wird ohne Erfahrung von liebevoller Nähe liegen gelassen. Dann ist das die einzige Normalität, die das Kind kennt.

Die Kindheit wird irgendwann entzaubert, das ist unausweichlich. Es geht in der Erziehung aber darum, wie verträglich die Entzauberung abläuft. Ob ein Kind seine Entidealisierung auf gesunde Weise verarbeitet, hängt vom innerlichen Stresserleben ab. Wenn das Kind Stück für Stück das kindliche Paradies verliert, ist es wichtig, dass es sein menschliches Bindungsverhalten beibehält und nicht zu viel frustriert wird. Es muss gefordert werden, aber nicht auf destruktive Weise. Das Bindungsverhalten kann also auch auf aggressive Weise geprägt werden. Das Wort »Aggression« (lat. *aggredere:* heranschreiten, sich nähern) sagt schon sehr viel: Wer versucht, dem Kind ein Ich überzustülpen, ohne ihm genug Raum zu geben, selbst herauszufinden, was oder wer es ist, geht aggressiv vor.

Kindliches Bindungsverhalten suboptimal

Hannahs Bindungsverhalten wurde auf eine bestimmte Art geprägt: Sobald Hannah sich mit ihren Mitteln meldete und anzeigte, dass sie Hunger hatte, Nähe brauchte oder erschrocken war, in der aktuellen Situation (auf der Welt) zu sein, löste dies eine unpassende Reaktion ihrer Eltern aus, auf die ich im Folgenden näher eingehe. Hannahs wiederkehrendes kindliches Unwohlsein war für sie lebensbestimmend und wurde durch äußere Bedrohungen verschärft.

Zu den alltäglichen und normalen Bedrohungen durch die Nachbarskatze, ein kaltes Zimmer oder die mütterlichen Nikotinrauchschwaden kamen die nonverbalen Signale der Eltern: die Art, wie sie Hannah ansahen, betrachteten, sie hielten, sie kitzelten oder es unterließen, sie zu herzen und sie zu berühren. Es war merkwürdig: Hannahs Vater berührte sie nicht. Noch nicht. Auch dadurch führte zunehmender Schreck zu mehr Stress im Kind.

Statt Nähe, Schutz und Versorgung zu erfahren, erlebte Hannah, wie so viele Kinder in den Achtzigerjahren und als Spätfolge der schwarzen Pädagogik in der NS-Zeit, eine Serie an Entbehrungserfahrungen. Sie wurde schreiend, strampelnd und quengelnd allein in ihrem Bettchen gelassen. Später wurde sie zur Strafe in ihrem Laufstall oder Sitz festgehalten, ohne dass ein Elternteil mit im Raum war.

So wird Angst im Kleinkind Hannah spürbar, gepaart mit dem drohenden oder realen Verlust der Eltern. Die Sehnsucht und das Verlangen nach ihren Eltern lösten ihr problematisches Bindungsverhalten aus. Gesteigertes Bindungsstreben wird also durch Stresserleben ausgelöst. Diese Mechanik ist universell und tief in uns Menschen verankert. Alles begann in Hannah selbst, denn sie sendete ihre Signale in die Welt durch ihr Glucksen, Lachen und Strahlen, aber auch durch ihr Wimmern, Schreien und Schluchzen.

Es war nun folgenreich, dass Hannahs Eltern nicht so ganz begabt darin waren, Hannah Nähe und Fürsorge zu zeigen, sodass Hannahs Stress sich nicht reduzierte. Hannahs Bindungsverhalten, also ihre Äußerungen in Geräuschen, Verhalten und dann später als Sprache, wurde nicht immer richtig von ihren Eltern erkannt. Es wurde nicht immer ideal darauf reagiert.

Elterliches Versorgungsverhalten suboptimal

Es harmonierte nicht so gut zwischen Hannahs Bindungsverhalten und dem Versorgungsverhalten ihrer Eltern. Wie gesagt wurde auf Hannahs Verhalten unpassend reagiert: Hatte Hannah Hunger, wurde sie in den Arm genommen und durch ein Zischeln der Mutter getröstet. Schlief Hannah nicht im Kinderwagen, ruckelte ihre Mutter ihn teilnahmslos und etwas zu schnell ruckartig hin und her und sah apathisch aus dem Fenster. Hatte Hannah Angst, wurde sie gefüttert und bekam zu jeder Gelegenheit, in der sie schreckhaft war und eigentlich gekuschelt werden wollte, das Trinkfläschchen. Hatte Hannah Fieber, wurde sie ins Bett gepackt und schön zugedeckt. Sie fieberte dann noch mehr auf, aber das deutete ihre Mutter als gesund um. Stieß sich Hannah und brüllte vor Schmerz, packte ihre Mutter sie und schüttelte sie hin und her, statt sie liebevoll zu wiegen. Wurde Hannah laut, suchte ihr Vater unter Schimpftiraden das Weite und entfernte sich bewusst von ihr. Schrie Hannah besonders laut, bedeckte ihre Mutter ihren Mund mit der Hand und überstimmte Hannahs Schreien mit einem noch lauteren, hart gezischten: »Schrei nicht, schrei nicht!«

Das Falsche gelernt und mit Verachtung gestraft

Hannah kam schon als Kind niemals in eine Situation, in der sie ihren Stress reduzieren konnte. Im Gegenteil ließen die Eltern, die zutiefst von der Richtigkeit ihres Verhaltens überzeugt waren, Hannah durchgehend in ihrem Stresszustand verharren. Ihre Eltern halfen ihr nicht dabei, sich selbst zu regulieren. So passte sich Hannah an und lernte das Falsche, nämlich bei Angst zu essen und bei Hunger sich ins Gesicht zu fassen, am Daumen zu lutschen und an ihren Fingernägeln zu knabbern. Das führte später dazu, dass ihre Eltern sie irritiert ansahen und sagten, sie möge doch die Hand aus dem Gesicht nehmen, wenn sie zu Tisch sitze.

So lernte Hannah, auch bei Angst zu essen, um durch erhöhte Kalorienzufuhr den sich verkrampfenden Magen zu beruhigen und unbewusst ihre negativen Affekte mit einer chaotischen, wahllosen Nahrungszufuhr zu regulieren. Lustlos schob sie dann das Essen auf dem Teller hin und her, unter den Argusaugen ihrer Eltern, wenn sie zu den Mahlzeiten keinen Hunger hatte. Schleichend kam es dazu, dass Hannahs Eltern immer mehr Verachtung für ihre Tochter spürten. Obschon sie es raushatten, ihre Tochter zu Höchstleistungen anzuspornen mit Aussagen wie »Sehr schön, eine tolle Note hast du da bekommen!«, schien es ihnen egal zu sein. Vielleicht war es ihnen nicht egal, doch es kam zu keiner vertiefenden, inhaltlichen Auseinandersetzung mit Hannahs Bedürfnissen und ihrer Förderung. Ein »Wie geht's dir?« oder »Wie war es in der Schule?« gab es nie.

Hannah wuchs in einer Wüste elterlicher Empathielosigkeit auf, in der zwar insgeheim ein Leistungsanspruch herrschte, der aber nur rudimentär über basale Zuwendungen wie Ernährung und Obdach organisiert wurde. Der Rest in Hannahs Familie war Schweigen. Es wurde über Begabungen, Wünsche, Träume oder Entwicklungsziele einfach nicht gesprochen.

Die Entschlüsselungstechnik einer Liebesbedürftigen

So entdeckte Hannah, weil sie ständig versuchte, ihre Eltern irgendwie zu erreichen, dass sie mit herausragenden Leistungen Anerkennung bekam. Hannah las nun die para- und nonverbalen Signale ihrer Eltern: das Lächeln, das Aufmerken, das Ansehen, die Stimmlage. Sie machte sich sensibel für das, worüber ihre Eltern wohl kaum eine reflektierte Wahrnehmung entwickelt hatten. Hannah jedoch schulte instinktiv ihre Entschlüsselungstechnik für das Verhalten ihrer Eltern. Sie lernte, bis sie bekam, was sie brauchte.

Gab es mal eine positive Reaktion, merkte sich Hannah genau, wie es zu dieser kam und was ihr Beitrag gewesen war, diese auszulösen. Bald automatisierte sich ihr Verhalten, und sie wusste: Wenn ich lächle, lächeln die Eltern auch. Wenn ich ein kleines Tänzchen mache, lächelt die Mama. Wenn ich ein schönes Kleid trage, freut sich der Papa.

Auch wenn diese elterliche Anerkennung, dieser anerkennende Blick, nur ein einziger Augenblick war, sendete Hannah irgendwann gezielt Signale, um mit diesem Blick gesehen zu werden. Dieser anerkennende Blick war es, der tief in sie hineinspiegelte und sie berührte. Was sie aber nicht ahnte: Dieser elterliche Blick war leer. Es fehlte darin dieser Glanz. Die tiefe, verstehende Annahme und Freude für ihr Kind fehlten der Mutter.

Rasch folgte dem ein verachtender Blick des Vaters. Denn ihrem Vater schienen ihr Geschmack, ihre Figur und ihre Nase zu missfallen. Je älter Hannah wurde, umso eigensinniger begann ihr Vater, sie ganz unverhohlen zu kritisieren. Als Hannah zehn Jahre alt war, hörte sie ihren Vater sagen: »Wie siehst du denn aus?« Korrigierte

Hannah etwas an ihrem Aussehen, zog schnell etwas anderes an, statt des bunten Kleidchens etwa den blauen Latzanzug, kam erneut die kurze väterliche Abwertung: »Was ist denn das? Damit siehst du ja aus wie ein Bauerntrampel.«

Sobald Hannah so einen verachtenden Kommentar hörte, versank sie in der Vielschichtigkeit ihres verwirrten Spürens. Sie kam in einen Zustand, der sie extrem nervös machte. Sie konnte noch nicht entschlüsseln, was ihr Vater meinte, wenn er so etwas sagte. Sie konnte auch nicht entschlüsseln, was ihre innere Wahrnehmung war. Sie nahm sich wie erstarrt wahr. War das ihre Nervosität? Oder nur innerer Stillstand? War das wieder Hunger, obschon der Magen nicht grummelte? Sie fühlte sich wie betäubt. Als sei sie aus der Situation gefallen. Als hätte sie die Bemerkung des Vaters aus ihrer Selbstwahrnehmung geschubst. Sie stand irgendwie neben sich. Dieser merkwürdige Zustand voller Widersprüche irritierte Hannah. Wie konnte sie zugleich nervöse Anspannung und Erstarren wahrnehmen? Sie konnte. Diesen Zustand nennt man Dissoziation: ein Phänomen höchster bedrohlicher Erregung, dem die Psyche nur begegnen kann, indem dem Körper und dem Bewusstsein sprichwörtlich der Stecker gezogen wird. Hannah stand da und lächelte. Aber der Rest von Hannah war nicht mehr da.

Ein Bauerntrampel musste etwas Furchtbares sein. Sie lächelte es weg. Vielleicht war es ja auch was Tolles, ein Bauerntrampel zu sein. Hannah verstand mit zehn Jahren noch nicht, warum ihr Vater so sprach, dass sie innerlich erstarrte, obschon er angab und vorgab, sie zu lieben und zu schätzen, ja stolz auf »mein Mädchen« zu sein. Dass ihr Vater das ganz automatisch machte, um sich selbst dominant und als Bestimmer und Regelsetzer in dieser Familie zu sehen, konnte Hannah in diesem Alter nicht kapieren.

Weder Hannahs Mutter noch ihr Vater waren in der Lage, Hannah aus ihrer Verwirrung herauszuhelfen. Es mangelte beiden an

Sensibilität. Die Eltern waren hochgradig unbegabt darin, rasch und passend auf Hannahs Stress und ihr gesteigertes Bindungsverhalten zu reagieren. Sie erkannten das Phänomen nicht, dass Stress im Kind das Bindungsverhalten zu den Eltern steigerte. Sie schimpften, und das Kind kam dennoch auf sie zu. Das komische Kind kam stets mit diesem leicht entrückten Lächeln. Und die Eltern kamen zu der verzerrten Schlussfolgerung, dass das Kind irgendwie eigenartig sei, und werteten es somit ab.

Diese dauerhafte Verkennung von Hannahs Not war eine starke Abwertung und Umdeutung ihrer Existenz. Eine besonders tiefgreifende Enthumanisierung für Hannah. Es fühlte sich für ihre Eltern nicht so schlimm an, aber es hinderte Hannah daran, ein starkes Selbst zu entwickeln. Sie war dazu verdammt, nur etwas wert zu sein, wenn sie die Erwartungen der Eltern spiegelte. Leider wurde ihr nicht immer erklärt, was von ihr erwartet wurde.

War Hannah so, wie die Eltern es erwarteten? War sie brav und angepasst? Still? Ja, das war sie. Meistens. Verließ jedoch die Tochter das eng ausgelegte Erwartungs- und Regelwerk ihrer Eltern, traf sie eine durch Mark und Bein ätzende Gefühlskälte und Aggression. Wie konnten so liebevolle Eltern plötzlich beim Übertreten dieser unsichtbaren Linien derart emotional instabil und aggressiv werden? Warum waren Mama und Papa so zu ihr? Hannah hatte keine Antwort darauf.

Überforderung: Grund für Aggression und Verachtung

Hannahs Eltern waren emotional überfordert. Sie waren unbegabt darin, mit Emotionen gelassen umzugehen. Sie wussten nicht, wie man Konflikte in Ruhe klärt. Sie führten Auseinandersetzungen und Meinungsverschiedenheiten auf eindimensionale Art. Es fehlte ihnen an emotionaler Breite, sie hatten nicht die Fähigkeit, Affekte wahrzunehmen und unterschiedlich dosiert auf sie einzugehen.

Hannah wusste nicht, warum die Eltern nervös wurden. Nur die Eltern fürchteten sich vor dem Verlust eines über Jahre erschaffenen Sicherheitsgefühls. Diese Angst stresste die Eltern ungemein. Und Stress wollten Hannahs Eltern nicht spüren. Stress wurde vermieden, denn er bedrohte ihre Sicherheit.

Hannahs Eltern hatten in mühevoller Kleinstarbeit, durch Routinen und Regeln, ein harmonisches Idyll aus Sicherheit und Kontrolle erschaffen. Darin wurde die Angst vor einem Gefühl der Unsicherheit völlig verdrängt. Es war auch völlig unmöglich zu denken, dass man Unsicherheit gemeinsam *aushalten und durchleben* kann. Gemeinsam konnte und wollte man diese Angst vor der Unsicherheit nur *vermeiden.*

Wahrheiten und Sachlagen wurden munter umgedeutet, wenn sie das Idyll bedrohten. Es wurde getan, als gäbe es keine Probleme. Kontrollverlust machte Stress. Probleme machten Stress. Stress musste also vermieden werden. Kam Hannah mit ihrem Bindungsverhalten dieser elterlichen, unterdrückten Verunsicherung zu nah, fühlten ihre Eltern plötzlich Stress. Hannahs Eltern erschraken selbst darüber, etwa wenn Hannah plötzlich etwas fallen ließ oder ein kleines Chaos anrichtete. Es war so, als ob man Hannah wieder den Mund zuhalten müsste! Um diesen Stress nicht zu haben!

Scheinlösung für ein Scheinproblem: Du störst!

Hannah war für ihre Eltern selbst ein Problem und damit höchst bedrohlich geworden. Alles, was das elterliche Idyll gefährdete, jede Veränderung, gehörte, da es Angst machte, vermieden. Es war Hannah selbst, die mehr und mehr konfrontativ die Auseinandersetzung mit ihnen suchte, weil sie eben nicht in dieses elterliche Idyll passte. Es war Hannahs immer mehr forderndes Bindungsverhalten, das ihre Eltern als bedrohlich missverstanden. Hannah störte das Idyll, weil sie etwas von ihnen wollte. Die Umdeutung der Eltern gelang: Hannah war Stress. Das Kind störte.

Die Persönlichkeitsstörung nicht stören!

Die seelische Verletzung ereignet sich immer dann, wenn die unmittelbare Nähe einer Person aufgesucht wird, die selbst psychisch gestört und damit auffällig ist. Die Störung muss nicht erheblich sein, nur so weit abweichend von einer bedürfnisorientierten Normalität (mit der Neigung, eigene Regeln und eigene emotionale Tragfähigkeiten zu haben, die deutlich vom Normalen abweichen). Wenn das Störfeld, das die schwierige Person erzeugt, von einer anderen Person betreten wird, kommt es zur Irritation. Dann ist die sich annähernde Person den emotionalen Einwirkungen des Störfeldes ausgesetzt.

Aufgrund der emotionalen Problematik, die im Störfeld der Person herrscht, wird die nahekommende Person selbst zum Störfaktor. Sie muss sich anpassen, und tut sie es nicht, wird sie selbst als störend wahrgenommen. Umgekehrt erlebt die nahekommende Person ihre eigene Gegenwart als störend. Sie meint, etwas stimmt mit ihr nicht. Etwas ist befremdlich, sie kommt sich falsch oder fehlerhaft vor. Sie könnte auch meinen, weil sie sich selbst auch vom Störfeld gestört fühlt, dass etwas mit der Person im Zentrum des Störfeldes nicht stimmt. Sie könnte meinen: Vielleicht erzeugt die andere Person diese merkwürdige Stimmung. Beide erleben sich als störend, doch nur eine Person erzeugt das toxische Feld.

Diese Phänomene laufen oft unbemerkt ab. Sichtbar sind nur das Trauma und der Ausbruch, der zur Verletzung führte, die vorausgegangene Wechselwirkung nicht. Die ist, wie jede emotionale Gewalt, unsichtbar.

Es ist gut vorstellbar, wie verheerend die Auswirkungen eines solchen psychologischen Störfeldes auf Hannah waren. War sie doch machtlos, den Einwirkungen ihrer Eltern zu widerstehen. Ihre chronische, emotionale Traumatisierung machte sie um ein Vielfaches für Stress empfänglicher. Hannah kam an dieses Thema ihrer

Eltern nicht ran. Sie blieb lange neugierig, fragte: »Warum bist du so, Papa?« oder »Warum sagst du jetzt nichts, Mama?« und bekam keine Antwort. Sie hatte schweigende Eltern, die sich in ihren eigenen emotionalen Feldern nur um sich selbst drehten, im Bemühen, sich selbst zu regulieren und alles, was sie störte, von sich fernzuhalten. Auch Hannah.

Nur kamen die Eltern selbst nicht ran, an die Schläge ihrer Eltern, an die emotionalen Vernachlässigungen, an die kaputten Stellen bei sich selbst. Sie verfolgten nur ihre primitive Stressvermeidungsstrategie, die Hannah fast spielerisch enttarnt hatte. Denn Hannah durchbohrte beharrlich die Abwehr ihrer Eltern, wollte sie dazu bringen, Antworten zu geben.

Das war aber etwas, das ihre Eltern nicht wollten und nicht konnten, etwas, mit dem sie sich schon lange arrangiert hatten. Kommt dann doch plötzlich so ein Mensch in die Familie und fängt an, herausforderndes Bindungsverhalten zu zeigen und Fragen aufzuwerfen, warum alles nicht so glattläuft, stellt sich Überforderung ein. Die Eltern wehrten sich dagegen auf eine selbstbezogene, dominante, narzisstische Art. Und trafen damit die Person, die schutzlos und eigentlich auch ihr Liebstes war. »Darüber rede ich nicht!« Mit diesen Worten lehnte sich Hannahs Vater in seinen Relax-Sessel und schloss die Augen.

Die elterlichen Maßnahmen, auf Hannah zu reagieren, waren für Hannah nie hilfreich, denn sie waren meistens untersteuert, unterdrückt und distanziert. Erst wenn Hannahs Signale deutlicher wurden, weil sie beharrlicher wurde und das Verwirrende ergründen wollte, kam es zur elterlichen Reaktion. Aber es war eine Überreaktion. Die narzisstische Abwehr: »Nerv nicht! Du störst!«

Es war ein elterlicher Narzissmus, aber keiner, der nach Großartigkeit drängte, sondern nach Vermeidung von Schmerz. Alles

Handeln ist Vermeidung von Schmerz. Hannahs Vater war ein sogenannter vulnerabler Narzisst. Er zeichnete sich durch besonderes Angsterleben aus, durch Empfindlichkeit und Kränkbarkeit. Er hatte die Neigung, schnell nervös und gestresst zu reagieren. Es drängte ihn, sich zu schützen, indem er das Verursacherprinzip umkehrte und Hannah die Schuld gab an seinem Stress. Er verstand nicht, dass er unfähig war, mit Stress umzugehen, und dass der Stress in ihm selbst entstand. Er konnte zu viele Emotionen schlicht nicht verarbeiten. War ihm zu viel.

Das zu erkennen war für Hannah schier unmöglich. Ihr Vater wollte nicht preisgeben, dass er selbst an der ein oder anderen Stelle seelisch beschädigt war. Seine Illusion verteidigte er bis aufs Äußerste. Er begrub seinen Schmerz tief in sich. Niemand, auch nicht seine Tochter, sollte ihn da berühren. Sein aggressives Abwehren erschreckte Hannah so sehr, dass sie es irgendwann vorzog, brav und angepasst zu sein. Sie begrub ihre Neugierde und ihr Bemühen, dahinterzusteigen, und tauschte sie mit Arroganz aus.

Es war der Schreck, der tief in sie hineinfuhr, als Hannah elf Jahre alt war und völlig unvorbereitet von ihrem Vater beim Anziehen ihrer Gummistiefel angebrüllt wurde: »Hör endlich mit deinem blöden Herumzappeln auf und zieh deinen Stiefel an!« Eine väterliche, mittelstarke Backpfeife traf sie mitten ins Gesicht, sodass sie etwas nach hinten taumelte, weil sie aus dem Gleichgewicht kam.

Der Schmerz, der wie viele Nadelstiche brannte, war sofort da. Aber das Dröhnen und die Taubheit kamen verzögert. Hannah war zuvor noch nie geschlagen worden. Nicht ins Gesicht. Ihre Mutter kam aus der Küche, von dem Gebrüll ihrer Tochter und dem schreienden Vater angezogen. Schwerer traf es Hannah, als ihre Mutter, bei der sie Schutz vor dem tobenden Vater suchte, sie von sich wegstieß – mit den Worten: »Pummelchen! Zieh jetzt die Stiefel an!«

Allmählich zeigen sich die Unterschiede

Später, als Fünfzehnjährige, als sie zu Besuch in anderen Familien war, machte Hannah die völlig überraschende Erfahrung, dass andere Erwachsene, ganz anders als ihre eigenen Eltern, sich für sie interessierten, mit ihr vertiefende Gespräche führten, sich nach ihren Interessen erkundigten und es begrüßten, wenn sie ihre Klassenkameradinnen besuchte. Hannah machte erst außerhalb ihrer Familie die Erfahrung, willkommen zu sein, so wie sie war. Kam Hannah dann zurück nach Hause, um ihren Eltern davon zu berichten, erstickte ihr der Satz im Halse. Hier, das bemerkte sie mehr und mehr, konnte sie nur unfrei sein. Denn hier kreiste das Leben nur um ihre Eltern, denen sie unsichtbar gegenüberstand.

Als der Schulstoff in der Oberstufe zunahm und der Leistungsdruck stieg, entwickelte Hannah Schulangst. Ihr Vater ging beflissen darüber hinweg und schlug einen Kino-Matinee-Besuch vor, zur Ablenkung. Er werde die Tochter in der Schule entschuldigen. Hannahs Mutter erkannte ein wenig Hannahs Not und sagte: »Nein, wir bleiben jetzt hier sitzen und unterhalten uns mit ihr darüber, was los ist.«

Hannahs Vater machte mit, beklagte sich aber im Nachhinein darüber, wie furchtbar anstrengend es war, über Hannahs Sorgen zu sprechen. Dass Hannah solche Ängste hatte, das konnte er selbst kaum aushalten. Er fand es furchtbar.

Die größte Hilfe für Hannah war, dass sie selbst über ihre Sorgen sprechen konnte und ihre Eltern mal eine Stunde lang zuhörten und bei ihr waren. Das hatte ihr am meisten geholfen.

Szenen (m)einer Familie

Als ich diese Zeilen schreibe, überkommt mich anfallsartig das Bedürfnis, ein Telefonat mit meiner fünfzehnjährigen Tochter zu führen. Ich rufe sie an. Sie ist erst zögerlich, doch dann erzählt sie mir von sich. Sie stellt das Mobiltelefon auf laut und redet, während sie sich für einen Nachmittag in der Stadt herrichtet. Ich achte tunlichst darauf, nichts von mir in dieses Gespräch einzubringen. Es ist mir sehr bewusst, dass ich von mir selbst so wenig wie möglich reden muss. Ich muss meiner Tochter so viel Raum und Zeit geben, wie es nötig ist. Ich höre ihr zu, bis sie von sich aus sagt, auflegen zu müssen. Weil eine Freundin anruft.

Ich bin froh über das schöne Gespräch, das eine Dreiviertelstunde dauerte. Ich habe etwas mehr von meiner Tochter erfahren und sie wieder etwas näher kennengelernt. Manchmal ist es schön, einfach einem Menschen zuzuhören, den man meint zu kennen. Man kann viel Neues entdecken.

Die Unsicherheit, Gereiztheit und Feindseligkeit von Hannahs Eltern machte es ihnen unmöglich, Hannah wirklich kennenzulernen. Erinnern wir uns:

- *Fakt 1: Übermäßiges Bindungsverhalten korreliert mit Stress.* Wer negativen Stress erlebt und in sich spürt, steigert sein Bindungsverhalten. Hannah spürte hohen Stress, innere Regungen und Nöte und suchte Hilfe bei nahestehenden Bezugspersonen: ihren Eltern. Nicht passend gespiegelt, blieb sie im Stress, und ihr Bindungsverhalten intensivierte sich. Das erhöhte die Wahrscheinlichkeit, später erneut in destruktive Beziehungen zu rauschen.
- *Fakt 2: Die eigene Wirksamkeit bestätigt sich in der passenden Elternreaktion.* Hannah erreichte ihre Eltern nicht immer, sie erlebte sich selbst als wenig wirksam. Das erhöhte die Wahrscheinlichkeit, sich in destruktiven Beziehungen nicht behaupten zu können.

- *Fakt 3: Bindung korreliert mit Zeit.* Hätten die Eltern mehr Zeit mit Hannah verbracht, wäre ihre Bindung zu ihr tiefer geworden. Ganz automatisch. Timing ist aber ebenso wichtig. Es ist wichtig zu erkennen, wann Kinder Bindung brauchen und wann nicht. Hannahs Eltern blieben unflexibel, unfähig umzuschalten, wenn Hannah spontan außer der Reihe Zuwendung brauchte. Hannah fühlte sich in ihrer Familie einsam und außen vor. Solche Eindrücke sind allgegenwärtig in destruktiven Beziehungen.
- *Fakt 4: Bindung korreliert mit Schutz und eigener Wichtigkeit.* Hannahs Eltern taten zu wenig, um ihr zu ermöglichen, wichtig zu sein. Sie stärkten nicht ihr Selbstwertgefühl. Sie ermutigten Hannah nicht, sich auch ihnen gegenüber so zu zeigen, wie sie ist. Und damit setzten sie den Grundstein für jede narzisstische Persönlichkeitsproblematik: das instabile Selbstwertgefühl (welches sie in einer destruktiven Beziehung zu einem Narzissten zu stabilisieren versuchte).

Tatsächlich musste Hannah sich selbst darum kümmern, an ihrem Selbstwert zu arbeiten – mit dem, was ihr zur Verfügung stand. Das machte sie auf eine Art sehr robust, auf eine andere Art aber auch sehr explosiv. Denn das Gefühl, geliebt, wichtig und wirksam zu sein, fehlte Hannah. Ihr fehlte auch die Fähigkeit, fein und leise zu kommunizieren, denn nur laut war ausreichend, um ihre Eltern zu erreichen. Um in den Kontakt mit anderen zu kommen, konnte Hannah nur laut, schrill und heftig sein. So entwickelte Hannah mehr und mehr die Idee, es auch ohne Liebe und Feinheit durchs Leben zu schaffen.

In der Adoleszenz kam Hannah in die zweite Hochstressphase ihrer Entwicklung. Hannah wurde eine Frau, litt an ihrer starken Menstruation, hatte Stimmungsschwankungen und Unterleibsschmerzen, bekam die ein oder andere psychosomatische Reaktion mit Kopfschmerzen, Müdigkeit und Traurigkeit. Sie machte zaghaft und neugierig erste sexuelle Erfahrungen, zunächst mit sich selbst, dann auch mit einer Freundin, später mit einem Jungen. Man knutschte und fummelte, und Hannah entwickelte ihre Identität, ihre Persönlichkeit. Sie übte die Ablösung von den Eltern, blieb ein paar Nächte weg, genoss ihre Selbstständigkeit, machte wunderschöne Erfahrungen mit der Liebe, aber auch Enttäuschungen, erlebte das Verlassenwerden – eine Phase, die für alle jungen Menschen mit hohem Stresserleben verbunden ist und in der vieles auch schiefgehen kann.

Hannah machte trotz ihrer anfänglichen Schulangst einen sehr guten Schulabschluss und ließ sich von der Schule feiern als Einser-Abiturientin. Es war für sie schwer erträglich, dass ihre Eltern nur wenig Ahnung hatten von ihren Anstrengungen und Mühen, dieses Ziel zu erreichen. Aber die Eltern waren bei der Zeugnisausgabe zugegen und strahlten über Hannahs Erfolg.

Missbrauchtes Bindungsverhalten geht in Verachtung über

Hannah beschämte es, als sie mitbekam, wie ihr Vater mit ihr vor den anderen Eltern prahlte. Als ihre Mutter Lob und Anerkennung einfuhr für so eine tolle Tochter, dachte sie, dass sie es auch ohne diese Sorte Eltern schaffen konnte. Fortan wollte sie nicht für die Eltern, sondern für sich ganz allein erfolgreich sein, ohne der Spiegel ihrer Eltern zu sein.

In derselben psychischen Bewegung, sich von ihren Eltern zu entfernen, kam ganz schleichend und leise *Verachtung für ihre Eltern*. Nun war es Hannah, die ihre Eltern für deren Oberflächlichkeit verachtete und ihr Ego über das der Eltern stellte. Das konnte sie sehr gut, hatte sie es doch brav gelernt und beobachtet, wie das geht. Ein Blick. Eine Geste. Ein kurzes abfälliges Wort. Eine Stimmung, die man aufkommen lässt. Für das, was ihre Eltern ihr beigebracht hatten. Hannah hätte den Spiegel ablegen können, in dem sich ihre Eltern spiegelten. Aber sie ließ ihn nicht los, sondern drehte den Spiegel einfach um und sah selbst hinein. Sie erschrak. Erstarrte kurz. Sah erst in ein fremdes Gesicht. Sie wusste nicht, wen sie da sah. Eine junge, hübsche Frau lächelte sie an.

Und in den Augen dieser Frau sah sie die aufgehende Saat eines niederen Gefühls: die Verachtung für ihre Eltern und für die ganze Welt.

Zur Info – Tipping Point: Negativität führt zu Verachtung

Hannah wurde so lang mit der Negativität ihrer Eltern imprägniert, dass sie in diesem einen Augenblick der Erkenntnis, wie unfassbar selbstgerecht ihre Eltern waren, nur mit Negativität auf die Negativität reagieren konnte. Sie wurde selbst zur Verachtenden, ohne zu verstehen, dass sie damit die Lebensart ihrer Eltern wiederholte.

Hannah brauchte lebenslang Rückmeldung, ob sie etwas gut machte. Ihren Selbstwert konnte Hannah nicht selbst bestimmen. Sie wusste nicht, dass man sich in Ordnung finden kann, so wie man ist. Deshalb brauchte sie jemanden, der ihr ab und an sagte, dass sie, so wie sie war, in Ordnung war.

Und das war Hans.

Angegriffen: Hans schlägt zurück

Hans war erfolgreicher Anwalt für Medienrecht und konnte sich nur noch dunkel an seine Kindheit erinnern. Er hatte seine Eltern in guter Erinnerung, sie standen immer auf seiner Seite und stärkten ihm den Rücken. Hans wusste bereits mit neun Jahren, dass er alles gut machte. Er brauchte keine Bestätigung. Dachte er jedenfalls.

Er konnte Kritik abhaben, und einige seiner damaligen Freunde nannten ihn »Eisenhans«. Er war hart im Nehmen, und nichts schien ihn zu irritieren. Im Kindergarten war er nicht aggressiv, war beliebt unter seinen Spielkameraden, zeigte sich unabhängig von der Rückmeldung durch sie. Er konnte Belohnungen besser aufschieben, zeigte also viel Geduld im Erwarten positiver Ergebnisse. Er war sehr viel selbstbewusster als seine Spielkameraden. Er war gereifter, klüger und kompetenter, ruhiger und feinfühliger. Seine Emotions- und Verhaltensregulation war ausgeglichen, und in der Reaktion war er ruhiger und besonnener. Mit zehn Jahren jedoch geriet sein Selbstwert in eine schwere Krise.

Einer seiner Klassenkollegen in der vierten Klasse, der Anführer ihrer »Gang«, war eher übertrieben aggressiv. Es gehörte zum Ritual, sich Fausthiebe auf den Oberarm zu geben. Was nach stupider Aggression aussah, war ritualisiert und kontrolliert. Dennoch irritierte Hans diese Umgangsweise. Jeder würde dies als Gewaltverhalten aus der Ferne einordnen, aber es war ein Teil der Jugendsprache. Hans' friedlicheres, angepasstes Bindungsverhalten zu seinen Spielkameraden wurde als unpassend zurückgewiesen – auf eine brutale Art. Für die offene Kommunikation seiner Bedürfnisse, für seinen leisen und vorsichtigen Ton erntete Hans nur Spott und

Hohn. Niemand aus der »Gang« interessierte sich für den Sonderling, der Ornithologie und klassische Musik mochte.

Hans war klüger und schneller im Kopf als seine Kameraden. Mathe war unproblematisch, Hausaufgaben machte er nie, er bekam trotzdem Einser und Zweier. Das reichte locker fürs Gymnasium, das wusste er. Hans wusste durch die Unterstützung seiner Eltern, dass er wichtig und wirksam war. Er hatte einen gewissen Selbstwert. Sobald Hans aber in ein neues soziales Umfeld kam, bröckelte sein Selbstwert. In der »Gang« wurde er konfrontiert mit einer aggressiveren, lauten und ihm gegenüber sehr abgekühlten, verächtlichen Stimmung. Er hatte keine Antwort darauf.

Charakterliche Prägung gestaltet sich auch außerhalb der Kernfamilie. Selbst wenn es in der Kernfamilie mehr oder weniger gut läuft, kann es beim Heranwachsenden etwa durch Mobbing zu einem zu hohen Stresserleben kommen, das manchmal nur mäßig durch einen guten Selbstwert kompensiert werden kann. In der Entwicklung der individuellen Persönlichkeit sind es die Einzelerfahrungen, die die entscheidenden Weichen stellen. Ob gute oder schlechte.

Ein stabiler Selbstwert, Beliebtheit und Erfolg waren bei Hans bisher feste Größen, und er hatte vor dem Mobbing die besten Voraussetzungen, Glück und Stabilität zu erreichen. Seine Spielkameraden hingegen, die aus unsicheren und dysfunktional-aggressiven Haushalten kamen, deren Eltern einen niedrigeren Bildungsstand und Status hatten, wirkten auf Hans verunsichernd und bedrohlich.

Hans' Vater war Zahnarzt und verdiente überdurchschnittlich gut – kein Vergleich zu den Eltern seiner Spielkameraden. Hans fühlte sich unwohl in dieser neuen Umgebung, in der Gewalt, Lautstärke und Körperlichkeit ein Weg waren, Probleme zu lösen. Die Familie war aufs Land gezogen, als Hans zehn Jahre alt geworden war. Damit änderte sich sein Leben.

Hans' Vater übernahm die Zahnarztpraxis auf dem Dorf, weil er das Leben auf dem Land und an der frischen Luft der stickigen Stadt vorzog. Nun lauerten also an der frischen Luft, auf dem Nachhauseweg, Hans' Klassenkameraden ihm auf. Sie fielen über ihn her, rissen ihm seinen Ranzen herunter und hämmerten seine Hefte mit langen Nägeln an die Bäume. Es waren diese Spielkameraden, die ihn bei jeder guten Gelegenheit verarschten und ihn unter Vortäuschung von Freundschaft vorführten und lächerlich machten. Sie spielten auch mal Cowboy und Indianer mit ihm und ließen ihn am Baum gefesselt im Wald zurück, bis ihn seine Eltern spät am Abend suchten und schließlich fanden.

Obschon die Sensibilität seiner Eltern ausreichend war und damit auch prophylaktisch in ihm wirkte, nicht zu eskalieren und nicht impulsiv zu sein, schwächte ihn das im Moment des Ausgeliefertseins gegenüber der Horde. In seiner Familie war es verpönt, aggressives Verhalten zu zeigen. Denn Hans' Vater war selbst als Kind impulsiv gewesen, und er neigte noch als Erwachsener, wenn ihm die Hutschnur alle paar Monate riss, zu kurzen cholerischen Ausbrüchen, die er rasch im Alkohol ertränkte, indem er ein, zwei Whiskys kippte und sich in sein Arbeitszimmer zurückzog. Beschämt ertrug Hans' Mutter diese Ausbrüche und vermittelte Hans, dass Aggression in diesem Haus nicht erlaubt war. Anstatt das Potenzial gelenkter Aggression im Konflikt und in der Selbstbehauptung zu nutzen, wurde es durch die Erziehung in Hans blockiert. Bis zu den Mobbingtagen. Dann wurde diese schlafende Seite in Hans wachgeküsst.

Der Nachweis ist längst geführt, dass Kinder ihre aggressive oder impulsive Seite verlieren, wenn der elterliche Erziehungsstil sensibel ist. Das ist ein echter Vorteil und reduziert das Gewaltpotenzial in Familien und in der Gesellschaft. Wer sich aber alles gefallen lässt, nur um des lieben Friedens willen, verkennt die

Notwendigkeit von Aggression. Es ist wichtig, sich deutlich, auch aggressiv, zu behaupten. Hans hatte von seinen Eltern nicht gelernt, aggressiv zu sein, um sich selbst zu schützen. Er lernte Aggression auf schmerzliche Weise von den Sadisten aus seiner Klasse.

Narzisstischer Traum trifft auf harte Realität

Es kam bei Hans zu einer dramatischen Entzauberung seiner Kindheit. Ihn erschütterte die Demütigung durch die ihn mobbende Gruppe. Sie zerriss ihm sein Innerstes. Sein Urvertrauen und seine Würde wurden in dieser tiefen seelischen Verwundung zerstört. Die Demütigung war ein Loch in seinem psychischen Körper. Bald verlor Hans die Lust am Lernen, denn er verlor sich träumend über den Schulaufgaben. Die Noten wurden schlechter: nur Dreier und Vierer.

Ihm blieb nichts Besseres übrig, als diese seelische Verletzung narzisstisch zu kompensieren und von innen heraus zu kitten. Denn niemand tröstete ihn. Niemand half ihm dabei, seine Wunde zu heilen. Also startete er seinen eigenen Rettungsversuch. Hans träumte davon, genial und begabt zu sein. Das überhöhte ihn über die Idioten in seiner Klasse. Also lernte er nicht oder nur knapp vor der Prüfung, um weiter seinen Traum, genial zu sein, träumen zu können. Sein Traum hielt ihn und sein gutes Selbstwertgefühl am Leben. Zum Beweis seiner narzisstischen Überzeugung vermied er es sogar, aktiv zu lernen. Er hätte es nicht verkraftet, trotz Fleiß nur mittelmäßig in der Schule zu sein.

Die Realität traf ihn hart und unvorbereitet. Die Abmeldung vom Gymnasium fand nach dem Osterurlaub statt. Seine Mutter sagte ihm: »Weil du nicht gelernt hast, melde ich dich ab. Du gehst auf die Realschule.«

Das traf ihn wie ein Schlag. Es war, wie vom Bus angefahren zu werden. Er wollte doch Abitur machen und dann was studieren. Das Empfehlungsschreiben vom Schuldirektor fürs Gymnasium wurde ihm verwehrt. »Nicht jeder Akademikersohn muss auch studieren«, hörte er ihn sagen. Hans teilte seine Enttäuschung mit seinen Kameraden, die ihn dafür belächelten. Seine Arroganz würde ihm das Leben schon austreiben, dem Möchtegerngymnasiasten, ätzte auch noch sein Vater. Seine Mutter weinte still.

Hans stand hilflos, überwältigt und machtlos in der emotionalen Ecke, aus der er so einfach nicht mehr herauskam. Jeder abfällige und blödelnde Kommentar, der auf Hans' Kosten ging, schubste und stieß ihn weiter. Es war eine Kette an kränkenden Einschlägen. Da war ein immer tiefer werdender Knacks.

Hans war vierzehn Jahre alt, als die Information durchsickerte, dass sein Papa sterbenskrank war. Das fuhr ihm durch Mark und Bein. In einem merkwürdigen Zustand der Trauer und Erschütterung löste er sich aus seiner Selbstwahrnehmung und stand neben sich. Er spürte nichts mehr, war nicht mehr in seiner Mitte. Der Zustand war höchst beunruhigend, aber auch sehr klar. Es war das erste Mal, dass Hans dissoziierte. Er schien wie abgelöst von sich zu sein und stand neben sich in einem veränderten Bewusstseinszustand. Und da entschied er, bereit und entschlossen, anzugreifen. Hans' Psyche war erneut schwer unter Beschuss, und sie gab ihm den Impuls zur Umkehr – ein Wendepunkt, den Hans sehr deutlich in sich wahrnahm. Er sammelte seine ganze Kraft, und sein dissoziiertes Bewusstsein schoss zurück in seinen Körper. Er würde sein Leben nur noch für sich leben. Für sich ganz allein.

Zur Info – Tipping Point: Entidealisierung

Die Phase der Entidealisierung zu durchleben ist hart genug. Hans wurde jedoch so lang belastet, bis er reagierte. Meistens brechen Personen, auch Heranwachsende, unter einer solchen Serie an Belastungen psychisch zusammen. Doch Hans spürte in sich diesen unbedingten Willen, diesen Ehrgeiz. Es war der

Antrieb, vor sich selbst zu bestehen, koste es, was es wolle. Hans entwickelte als Selbstschutz und zum Erhalt der eigenen Sicherheit die Traumareaktion des narzisstischen Angriffes. Es ist der tiefste Umkehrpunkt, den Menschen in sich wahrnehmen. Es ist die letzte Bastion in einem, die hilft, sich für sich selbst stark zu machen. Etwas abzuwehren, was als nicht zum Ich gehörend wahrgenommen werden will. Was fremd und damit verachtenswert für das Ich ist. Gegen das sich alles in einem stemmt. Diese Kraft erzeugt eine lebensbestimmende Gegenkraft, eine Energie, die eine klare Richtung angibt und die einem hilft zu leben.

Hans beobachtete seine Feinde. Bei seinen Kameraden erkannte er deren sinnlose, kurzfristige Impulsivität. Wären Gewalt und Aggression ein Problemlöser, so müsste man diese viel präziser einsetzen, um wirksamer zu sein. Im Laufe der Schulzeit übte sich Hans darin, gezielter Aggression und wenn nötig auch Gewalt spielen zu lassen. Er war klug genug, anderen einen Gedankenwurm in den Kopf zu setzen, der sich dort ausbreitete. Er gewann an Furchtlosigkeit in der Konfrontation mit seinen Kameraden und gewann immer mehr an sozialer Potenz.

Er baute ihm nützliche Charakterzüge aus, die sozial erwünschten Führungsmerkmalen entsprachen. Psychologen sprechen in solchen Fällen von den Vorteilen der sogenannten *primären Psychopathie.* Das ist die helle Seite der Psychopathie.[6] Während Hans' Kameraden impulsiv und planlos von einem extremen und auffälligen Verhalten ins nächste stolperten, das anfangs noch witzig, dann aber mit immer mehr Sanktionen seitens der Schule abgestraft wurde, übte sich Hans darin, gezielt, ruhig und von langer Hand zu planen.

So räumte er Konkurrenten aus dem Feld und gewann den langen Lauf durch die Schule. Hans konnte emotional distanziert entscheiden, welche Beziehung er pflegte, welche er fallen ließ, und sich sein Netzwerk aufbauen.

Menschen, die er verachtete, schloss er aus. Gezielt streute er Lügen über seine Feinde, sodass diese immer mehr im Klassenverbund isoliert und belächelnd abgewertet wurden. Immer mehr übte sich Hans darin, skrupellos, intrigant und opportunistisch zu handeln. Er witterte Möglichkeiten, Macht auszuüben, und nutzte jede Gelegenheit, andere abzuwerten und vorzuführen.

Dabei blieb er für seine Konkurrenten undurchschaubar und ein Rätsel. Er setzte kleine Verdächtigungen oder Behauptungen in die Köpfe, die sich dort weiter entspannen. Später fand Hans dafür ein passendes Wort: *brainfuck*. Hans wusste: Man musste diese Geschichten nur beiläufig platzieren und nichts Beweisbares zurücklassen. So konnte er vor anderen Leuten völlig Gegenteiliges behaupten, solang es ihm nützte.

Vor dem Badezimmerspiegel übte er allerlei Gesichtsausdrücke, um andere damit zu steuern. Die furchtsamen und die freundlichen. Vor allem aber übte er sein Pokerface. Dafür fügte er sich Schmerzen zu, bis die Augen nicht mehr tränten. Niemand sollte ihn mehr lesen können.

Zur Info – Psychopathie

Primäre Psychopathie:

- reduzierte Empathie,
- furchtlose Dominanz,
- Stressresistenz,
- soziale Potenz,
- Furchtlosigkeit,
- emotionale Stabilität.

Sekundäre Psychopathie:

- egozentrische Impulsivität,
- geringe Selbstkontrolle,

- Egoismus,
- Impulsivität,
- Schuldexternalisierung,
- sorglose Planlosigkeit,
- kränkbarer, emotional instabiler Stil.

Die sekundäre Psychopathie schafft viel mehr Nachteile für die Betroffenen, denn Personen, die sich nicht im Griff haben und Grenzen überschreiten, fallen rasch negativ auf. Verurteilte Straftäter, notorische Wiederholungstäter und Rechtsbrecher erfüllen häufig die Kriterien der sekundären Psychopathie. Wer sich hingegen der primären Psychopathie bedient, steigt sozial auf und bekleidet irgendwann verantwortungsvolle Ämter und wird als Führungskraft respektiert. In Kombination mit narzisstischen Persönlichkeitszügen ist das eine ideale Mischung für Erfolg. So sind die Führungsetagen besetzt mit über sechzig Prozent narzisstisch geformten Frauen und knapp siebzig Prozent narzisstischen Männern.[7]

Psychopathische Personen mit heller Psychopathie ziehen es vor, unbeobachtet ihren Interessen nachzugehen. So gehören interessanterweise hierzu Einzelunternehmer, Handwerksbetriebe (die im Keller ihrer Tätigkeit unbeobachtet und unkontrolliert nachgehen können) oder Unternehmensvorstände (weit entfernt von der Kontrolle durch die Mitarbeiter oder andere Kontrollinstanzen). Hier können sie ihren egoistischen Zielen nach Status, Sachgegenständen und Sex nachgehen. Doch manchmal reicht das nicht.

»Sag mir, dass ich wichtig bin!«

Hans fragte sich ständig: Wie wichtig bin ich? Ja, ich bin sehr wichtig, antwortete er sich selbst. Werde ich geliebt? Ja, von meiner Mutter. War das ausreichend? Nein, antwortete er sich selbst. Muss ich mich runtermachen lassen? Nein. Muss ich hassen, was ich leiste?

Nein. So ratterte es ständig in seinem Kopf. Manchmal war sein Grübeln so übertrieben wie ein Zwang. Dann forderte Hans von anderen ein, ihm die gewünschte Anerkennung zu geben. Selten verstand er es wahrzunehmen, wertvoll zu sein, ohne dass ihm das eine andere Person explizit zu verstehen gab.

Erst wenn ihm jemand sagte, dass er wichtig war, fand er sich wichtig. Dabei kann man sich wichtig finden, ohne es gesagt zu bekommen. Doch er drehte es automatisch ins Negative, wenn er nichts hörte. Diese Verdrehung machte ihn nervös, unbeholfen, zittrig. Es drehte sich von selbst. Als ob die überzogene Feder der Selbstwahrnehmung wieder in ihren Normalzustand zurückspränge, was er schier nicht ertragen konnte. Er war nicht normal. Normal waren die Idioten im Wald, die ihn gefesselt und geknebelt hatten, die er abgrundtief verachtete. Lange bevor Hans begann, die Tatsachen und die Wahrnehmungen anderer zu verdrehen, hatte er sich selbst verdreht. Er wusste, dass er zu Größerem bestimmt war. Wenn er auf jemanden zuging, den er bewunderte und zu dem er aufsah, entwickelte er dic Fantasie, dass dieser Mensch ihm sagen sollte, dass er wichtig war. Und dann würde er sich überlegen, wie er das, was ihm an der Person wichtig war, *killen* konnte. Niemand sollte toller sein als er.

Da Hans das nicht so konkret einfordern konnte, konstruierte er Situationen, in denen Personen aussprachen, dass er wichtig ist. Er fiel zwar immer wieder in seine eigene Selbstabwertung, doch er versuchte, sie mit der Vermeidung von Kritik und Erfolgserlebnissen zu korrigieren.

Solang es also um Applaus ging, war er motiviert, aber auch nervös. Es war aufregend für ihn, weil er es insgeheim nicht glauben konnte, wichtig zu sein. So trat er immer mit dem Bemühen um Sichtbarkeit auf – immer mit einem flotten Spruch, mit einem zynischen Witz und sarkastischem Humor. Hans konnte seine eigene

Wichtigkeit nur spüren, wenn er einen Beitrag leistete, wenn er mitsprach und mitgestaltete.

Im Kern wirkte also eine aktive Selbstabwertung, die früh in seiner Teenagerzeit etabliert wurde. Bekam er keine Anerkennung, fiel er automatisch in die eigene Unwichtigkeit. Dann wurde er ebenso automatisch verächtlich und bekam Angst vor Menschen, die ihm hinter Bäumen an der frischen Luft auflauerten und über ihn herfielen und ihn auslachten. Wer über ihn einen Scherz machte, lebte gefährlich.

Das war seine größte Angst – eine traumatische Widerhallerinnerung, die ihn gehörig destabilisierte und die er albtraumhaft körperlich als Anspannung im Nacken wahrnahm. Er fand es ungerecht, dass es andere gab, die absolut in sich und in vollem Selbstbewusstsein ruhten. Obwohl er es raushatte, seine soziale Potenz zu nutzen, fand er es weiterhin zum Kotzen, nicht auf Augenhöhe mit erfolgreicheren Typen zu sein, die ihn emotional und vom Status her überragten.

Auch wünschte er sich, dass die Personen, die er zugleich idealisierte und hasste, ihm sagten, dass er ein cooler Typ sei. Auch wenn die Höherstehenden ihn nicht kannten, hatte er das Gefühl, die Nähe zu ihnen zu brauchen. Er orientierte sich immer mehr an Personen, die in der Öffentlichkeit sichtbar waren und höhergestellt waren. Er orientierte sich an herausragenden Persönlichkeiten. Und nahm zugleich Respekt, Freude, aber auch verächtliche Abwertung für diese höhergestellten Personen wahr. Er wollte diese Personen und damit seine eigenen, tief in ihm ringenden, unangenehmen Gefühle gleichermaßen überwinden – jene, die er beneidete, bewunderte und hasste. Diese wollte er überholen, übertrumpfen und hinter sich lassen. Nur so fühlte er sich für einen Augenblick besser. Hans übte sich darin, über Menschen zu gehen, sich auf Kosten anderer aufzuwerten. Nur mit ein paar Bier intus konnte er seine innere Anspannung und Nervosität im Zaum halten, wenn er wieder mal auf eine herausfordernde Persönlichkeit traf.

Hans entwickelte immer mehr Raubtierqualitäten und verfolgte seine Karriere. Er hatte ein gutes Abitur über den zweiten Bildungsweg gemacht, studierte mittlerweile Jura. Ein Fach, das ihm ermöglichte, gezielt und geplant seine kognitiven Aggressionen einzusetzen. Er hoffte, später in große Schlachten vor Gericht ziehen zu können. Hans blieb aber seinem inneren Spannungsfeld zwischen Selbstüberhöhung und Selbstabwertung unbewusst ausgeliefert. Dieses Spannungsfeld trieb ihn an: Er war gespannt unterwegs zwischen dem negativen Pol der Selbstabwertung und dem positiven Pol der Selbstüberhöhung. Dieses Spannungsfeld zeigte sich auch in der realen Berufswelt. Während Hans bei einem Fernsehsender studienbegleitend ein Volontariat absolvierte, tauchte er in die Medienwelt ein. Er begegnete bekannten TV-Persönlichkeiten, was Hans freudig erregte. Schnell biederte er sich distanzlos beim TV-Moderator als Kumpeltyp an. Das war toll. Und gemeinsam mit dem Moderator auf dem Redaktionsflur zu lachen, fühlte sich gleich noch hundertfach besser an.

Musste Hans Kurierdienste für die TV-Redaktion erledigen, spürte er die nagende Unwichtigkeit, die er mit Verachtung auf andere umlenkte. Er lächelte, als er die Päckchen abgab, aber er dachte sich: ein Päckchen für den *selbstverliebten* TV-Moderator. Bitte sehr! Ein Kleidersack für den *unbegabten* Schauspieler. Was für ein Blender!

Aufregende Selbstbestätigung spürte Hans, als er ein *Meeting* mit dem Redaktionsleiter hatte. Es ging um einen richtigen Job als Redakteur im Sender. Der aber ließ Hans im Konferenzraum warten. Er hatte ihn vergessen. Erhielt Hans niemandes Aufmerksamkeit, spürte er verzehrende Langeweile und bedrohliche Bedeutungslosigkeit. Niemand sollte ihn vergessen, schwor sich Hans. Es war der Motor, der sich selbst aufwärtstrieb.

Selbstabwertung stoppen!

Um sich vom Angewiesensein auf die Umwelt zu lösen, ist es hilfreich, sich bewusst zu machen, wo es im eigenen Leben gut läuft. Es ist heilsam, wenn man von sich selbst sagen kann: »Ich bin gut, so wie ich bin – egal was andere von mir denken, über mich wissen, meinen oder urteilen. Ich weiß, ich bin okay.«

Sich selbst okay zu finden hätte Hans ein erleichterndes Gefühl gebracht und eine Menge Ballast abgeworfen. Es gibt sogar eine Studie, die besagt: Übertrieben positiv von sich selbst zu denken hilft, macht glücklicher und ist günstiger für ein zufriedenes Leben. Man sollte nur nie darüber mit anderen reden oder sich als großartig darstellen. Das wirkt überheblich und löst in anderen Personen distanzierende Affekte wie Irritation, Fremdscham und ... ja, auch Verachtung aus.

Lieber kurz verschwinden, in einen Raum, in dem man allein ist, Hände hoch in die Luft heben, den Blick heben, grinsen, lächeln und »Ich bin großartig, so wie ich bin!« sagen. Übungshalber kann man es auch sehr laut und deutlich sagen, um es mal gehört zu haben. Denn was wir hören, prägt sich besonders gut ein. Danach das Gehörte still verinnerlichen, wiederholt leise sagen, flüstern und schweigen, um nicht ständig, in jeder Sekunde, den Selbstwert regulieren zu müssen. Sonst ist man ständig damit beschäftigt, an der Wursttheke, in der Beziehung und in allen Lebenslagen, den eigenen Selbstwert zu prüfen. Und das ist verdammt anstrengend.

Hans bekam den ersehnten Job und war junger Redakteur, als Hannah im Sender einen Praktikumsplatz bekam. Sie zogen sich gegenseitig an wie Magnete und kamen einander schnell näher. Sie liebten sich erstmals hinter den großen Kunstrasenrollen in einer der hinteren Ecken des Requisitenlagers. Hannah studierte

Sprachwissenschaften und Kulturanthropologie und sah blendend aus. Kein Gramm zu viel und alles am rechten Platz, so dechiffrierte Hans sie im Halbdunkeln.

Er bemerkte schnell, wie steuerbar Hannah durch sein emotionales Einwirken war und dass sie alles tun würde, um ihm, dem Älteren, zu gefallen. Hans war fünf Jahre älter und wusste um seinen Status. Das löste in Hans ein mächtiges Gefühl aus. Er wusste, dass sie ihm ergeben sein würde.

Hannah strahlte ihn an. Hans zögerte, schützte sich mit seinem Pokerface. Wohin aber drehte er diese Armseligkeit, die er in Hannah spürte? Sie war schwach, hatte weniger psychische Energie als er. Er wollte ihr gegenüber eigentlich kein Arschloch sein. Aber sie schmiegte sich an ihn. Der Zweifel ließ ihn zunächst entscheiden, keine Beziehung mit ihr einzugehen. Er zögerte weiter. Klar, man könne sich auf gemeinsamen Sex treffen, dachte er. Und das regelmäßig. Mehr nicht. Es grenze schon an Missbrauch, spielte er doch mit ihren rudimentär angelegten Gefühlen, aber es sei wohl auch die freie Entscheidung einer Partnerin, dachte er weiter. Er wusste, er konnte sie zu mehr bringen, aber beließ es bei der Sexbeziehung.

Er könnte sie mehr und mehr für seine Belange einspannen. Sie könnte ihm sein Büro machen, den Haushalt, ihm sogar Geld einbringen. Sie hörten dieselbe Musik, hatten dieselben Hobbys und nahmen dieselben Drogen. Aber er zog es vor, sie ab und zu abzupassen, sie auf den Boden zu werfen und sich an ihr zu reiben. Wortlos. Für ihn passte es gut zusammen, aber es war keine Liebe. Es war auch keine Freundschaft, nicht mal eine mit einem Plus. Die Liebe zu Hannah war für Hans mehr eine Kopfsache. Dachte er. Er dachte unwillkürlich an seine Mutter. Sie hatte er geliebt. Konnte er auch Hannah lieben? Er hatte die Liebe in sich nicht abgetötet, das wusste Hans, denn er erinnerte sich ganz genau daran, wie es sich anfühlte, geliebt zu werden. Aber Hannah schien ihn nicht zu lieben.

Hannah lag einfach nur da und ertrug es, wenn er, ohne in sie einzudringen, durch Reibung auf ihr kam.

Eigentlich müsste er die Beziehung beenden, denn Hannah war immer starr und still, wenn sie sich liebten. Das war keine normale Liebe. Aber er fühlte sich ruhig und gelassen im Kontakt mit Hannah. Da waren keine Schmetterlinge im Bauch. Keine Nervosität. Da war Gewissheit. Das beruhigte ihn. Wer von beiden den höheren Stress in der Beziehung hatte, war klar: Hannah. Sie bemühte sich ständig um Nähe, fieberte um Hans, freute sich auf ihn, führte, wenn sie ihn sah, ein kleines nervös-freudiges Tänzchen auf. Dann lächelte Hans kurz, und das genügte, diese Beziehung zu führen. Intuitiv merkte Hans, dass Hannah zu klammern begann, wenn sie Stress hatte. Mehr Stress – mehr Nähe. Weniger Stress – weniger Nähe. Das gefiel Hans. Angenehm berechenbar und steuerbar.

Hannahs Stresssymptome in der Erstarrung kamen Hans wie eine kleine Hysterie vor, verzweifelt, leise, fest, nach innen gewandt. Mal stammelte sie, suchte Wörter, sprach mit den Händen, war verwirrt. Sie verstehe nicht, wie er so sein könne. Warum immer dieser Sex. Überfallartig. An Orten. Nie im Bett. Wieso er so kühl zu ihr sei. Er antwortete auf die charmante Tour. Er sagte Wörter wie »meine Liebe« und »Das bildest du dir bloß ein. Ich bin für dich da«. Das war der Deal: Sie regte sich über ihre Abhängigkeit auf, er genoss es, als cool zu gelten.

Aus seiner Perspektive war es klar, dass er für sie zunächst eine Affäre bleiben wollte. Aber aus Hannahs Perspektive war es emotional aufwühlend und unklar. Hannah fragte sich, wie empathisch er denn nun wirklich war.

Auch ihn beschäftigte, warum er ihr gegenüber so wenig Empathie aufbrachte. Er dachte weiter nach, vermutlich war seine Wertschätzung schlicht geringer. Er hatte wenig Respekt vor ihr. Was war es denn, was sie im Respekt sinken ließ? Er grübelte weiter nach. Ihre leichte Doofheit vielleicht, grinste er, ihre Neigung, sich zu unterwerfen, und auch ihre Art, ihm alles nachzumachen. Dass Hannah sich immer so unterwarf, fand er blöd. Wenn auch nützlich. Er genoss und verachtete es zugleich.

Doch wollte er wirklich eine eigenständige, bewundernswerte Partnerin haben, die ihm die Stirn bot? Solche starken Menschen konnte er nicht immer gebrauchen. Er benutzte Menschen. Er schätzte sie nicht. Über die Jahre glich er sich zwar an die an, die er bewunderte, aber er liebte sie nicht. Er verachtete sie. So stieg er in die Kreise auf, die sich wichtig nahmen, die einen höheren Status hatten. Und dann empfand er Verachtung für diejenigen, die versuchten, sich an ihn anzugleichen. Jetzt, wo er im Status gestiegen war. Das war schon interessant, dachte er. Er fühlte sich wie ein Dieb. Obschon er dieses Tollsein nur von den anderen Tollen geklaut hatte, war es nun seines.

Er lachte plötzlich auf, als er über den Redaktionsflur ging. Einige drehten sich nach ihm um. Hans, der sonst wenig sagte und nie etwas Privates von sich preisgab, lachte plötzlich. Und da war sie wieder in seinem Kopf, die Verachtung. Eigentlich, dachte er, sollte er mit Hannah sofort Schluss machen. Aber es machte so viel Spaß, sie zu beherrschen. Und der verkorkste Sex. Dieses erhabene Gefühl im Missbrauch. Und den braucht man ja auch, dachte er und glättete seine ambivalenten Bedürfnisse.

Es ist keine Selbstaufwertung, wenn man eine Partnerin hat, die schwach ist, dachte Hans. Es spiegelt eher die eigene Bedeutungslosigkeit und die Tatsache, keine Bessere gefunden zu haben. Eigentlich wollte er eine Partnerin haben, zu der er aufsehen konnte. Hannah war sexy und heiß, aber dennoch war das irgendwie zu wenig für ihn. Hannah drohte, wie eine Trophäe für ihn zu werden. Er fürchtete, mit ihr könnte es langweilig werden. Ohne Zweck verfiel sein Antrieb. Und diese blöde Erwartung zog ihn auf dem Weg zum Kaffeeautomaten richtig runter, in die höchste Selbstabwertung. Welchen Zweck verfolgte er mit Hannah? Er konnte sie misshandeln, dachte er kurz – und das berührte etwas Dunkles und Sadistisches in ihm. Hans unterdrückte ein verschmitztes Grinsen, als er das dachte. Warum hatte er keine Partnerin, die ihm all seine dunklen Bedürfnisse erfüllen konnte? Nicht mal richtig Fotokopien machen kann sie, dachte er.

Hannah lächelte ihn an, als sie wieder ratlos vor dem Kopierer stand und Knöpfchen drückte. Vielleicht liebte er sie doch. Auf die herkömmliche Weise aber wohl kaum. Hans liebte Hannah, weil sie fast so clever war wie er und sich doch so dumm anstellte, dass er sich über sie erhöhen konnte. Ja, dafür liebte er Hannah, dafür, dass sie es ihm ermöglichte, sich über sie zu stellen. Sie war vielleicht doch schlauer als er, aber das ließ sie sich nicht anmerken, dachte er.

»Hier, diesen hier«, sagte Hans und drückte den Knopf lächelnd. Hannah freute sich, machte ein nervöses Tänzchen, und der Kopierer surrte.

Durchstarten mit weißer Psychopathie

Hans wurde immer wieder mit Kolleginnen gesehen, mit denen er kicherte und deren Zuwendung er deutlich spürte. Für Hannah war das kaum aushaltbar. Stellte sie Hans zur Rede, fand der nichts Besonderes daran. Abends, als die Bürotür einen Spalt offen stand, lauschte Hannah, wie er wieder mit einer weiblichen Person aus der Redaktion tuschelte, und als sie durch den Türspalt sah, wie nah sich beide waren, schämte sie sich, es zu sehen.

Sie war geschockt und stellte Hans zur Rede, er solle das lassen, sollte keine anderen Beziehungen oder Liebschaften haben. Hans beschwichtigte: Er sei gerade in einer schwierigen Phase, und der Zuspruch tue ihm gut. Hannah betonte, sie fühle sich von ihm ausgenutzt und benutzt. Sie beließen es dabei. Wenige Tage später stürmte ein junges Ding in den Redaktionsflur. Das kleine blonde Mädchen, sie musste knapp zwanzig Jahre alt sein, fragte Hannah nach der Büronummer von Hans. »207«, sagte Hannah. Ohne sich zu bedanken, eilte das Blondchen den Flur entlang, öffnete die Tür zu seinem Büro und verschwand darin.

Wieder musste sich Hans dafür rechtfertigen, doch in Hannahs Ohren klangen diese Ausreden wie schlecht ausgedachte Lügengeschichten. Die romantischen Begegnungen zwischen Hannah und Hans zerbröselten. Hannah litt an seinen Begegnungen mit Frauen, aber noch mehr litt sie an seinen Ausreden – denn irgendetwas stimmte nicht an der Art, wie Hans die Dinge darstellte. Hans räumte ein, dass er vermutlich irgendeine Störung seiner Emotionen habe, dass er vielleicht nicht erkenne, was richtig und was falsch sei im Umgang mit Hannah. Vielleicht habe er ja auch einen Mangel an Sensibilität. Hannah nickte und lächelte verzweifelt. »Ja, das sehe ich genauso«, sagte sie und fügte hinzu: »Dann stell es halt ab!«

Hans' Beichte klang wie auswendig gelernt. Ja, er treffe sich mit anderen Frauen. Es sei aber nie was passiert. Er habe viel verkehrt gemacht. Vielleicht wollte er mal ausprobieren, wie das ist, erfolgreich bei Frauen zu sein. Hans räumte sogar ein, Spaß daran zu haben, andere zu manipulieren.

»Die Menschen in meinem Umfeld manipuliere ich massiv«, gestand er ihr eines Tages. Er gehe bewusst in Situationen, in die er scheinbar ohne Hintergedanken rutsche – und dann passiert es, dass Frauen ihn sehen und ansprechen. Aber er lasse auch Leute auf sich warten. Hannah lachte laut auf. »Ja, mich!«

Hans zögerte. Sein Gesichtsausdruck blieb starr. »Hannah, ich möchte Karriere machen. Ich möchte mein Talent nutzen, strategisch richtige Entscheidungen zu treffen, Menschen zu benutzen, die mir nützen. Klingt kacke, aber was soll ich machen? Oder soll ich hier als studierter Jurist irgendwann den Wetterbericht aufsagen? Was willst du von mir!?«

Hannah forderte Klarheit: entweder sie und keine anderen Frauen mehr – oder nur die anderen. Kein Spaß mehr auf Hannahs Kosten! Hans wurde nervös. »Hannah, setz mich nicht unter Druck, das vertrage ich nicht.« Hans wurde unter einer zu großen emotionalen Last unsortiert, nervös, ängstlich angespannt und unruhig. »Emotionen überfordern mich. Das fühlt sich an, als ob ich innerlich zerfalle.«

Hannah hatte dafür Empathie, und Hans tat ihr in diesem Moment leid. Sie wollte ihm helfen. »Dann lass uns jetzt was tun!«, sagte Hannah.

Aber Hans wirkte plötzlich überfordert. »Ich kann nur unter Druck wirklich gut arbeiten und meinen Flow erreichen. Sonst dümple ich so vor mir her.« Hannah wurde in diesem Moment klar, wie lange er tatsächlich im Büro Löcher in die Wand starrte oder auf der Couch rumlag, um nachzudenken. Vermutlich hing er da irgendwelchen Illusionen nach oder dachte sich irgendwelche Lügengeschichten aus. Hannah wollte wissen, warum er sich schwer damit tue, sein Verhalten zu ändern, zu verbessern, wenn doch ihre Beziehung auf dem Spiel stehe. Wieder erzählte Hans ihr irgendwelche Geschichten, die wie zusammengezimmerte Begründungen klangen.

Hannah platzte irgendwann der Kragen: »Keinen Deut änderst du dich! Du triffst dich weiter mit Mädchen. Im Treppenhaus. Am Parkhaus! Ständig sehe ich dich mit anderen Frauen, die ich nicht kenne.«

»Ich bespreche Dinge, Berufliches, wir machen *walk and talk.*«

»Siehst du? Da ist wieder eine neue Lüge. Es sprudelt nur so aus dir raus, wenn du unter Druck kommst! Sag doch, wie geil es war, sie zu berühren und so weiter ...«

Für Hans, ganz im Inneren, war das kein Problem. Auch seine schlechten Ausreden, selbst die guten, waren emotional für ihn neutral. Es sollte sich nur plausibel für ihn selbst anhören, wenn er sich rechtfertigte. Dann wurde das Druckgefühl in ihm schwächer. Denn nur das innere gute Gefühl spiegelte ihm seine eigene Grandiosität. Wenn er seine eigene Story glauben konnte, war das gute innere Gefühl wieder da – so, wie es sich gut anfühlte, andere Frauen zu berühren und ihnen nahe zu sein. Er liebte, wie sie ihn ansahen, ihn anhimmelten, ihn küssten. Er genoss die ein oder andere Gelegenheit, die Grenzen zu verschieben, immer intimer zu werden, sie an irgendwelchen Plätzen zu verführen. Er genoss den Sex und Neues dabei zu entdecken. Sie wollten es doch auch. Hans wusste selbst nicht mehr: War das wirklich eine raffinierte Strategie, um beruflich voranzukommen, oder war das sein Charakter? Vielleicht, und wenn es Hannah störte, war das ihr und nicht sein Problem.

Das typisch Psychopathische an diesem Verhalten war, nicht lernfähig zu sein und immer so weiterzumachen. Psychopathen finden Gefallen daran, Grenzen immer weiter zu verschieben. Die beste Vorhersage für psychopathisches Verhalten ist vergangenes Verhalten. Mit anderen Worten: Solche Menschen ändern sich nicht so schnell. Und warum auch sich ändern? Es ist praktisch, sich die Welt so zurechtzudrehen, wie sie einem gefällt. Es durch Verdrehungen, Umdeutungen und Flips jeder Art zu beschönigen, zu rationalisieren, zu deuten oder Probleme abzustreiten.

Wurden Hannahs Verhörmethoden drastischer, verfiel er auf die Aussage »So bin ich halt« oder »Ich check das nicht«. Auch eine wunderbare Begründung, nicht an sich zu arbeiten.

Hannahs Geduld wurde auf eine große Probe gestellt. Sie wurde schwanger von Hans. Sie fragte ihn, ob Hans sich durch Einsicht und Willenskraft ändern könnte.

»Da bin ich ratlos«, sagte Hans.

Hannah wurde ernst. »Du wirst keine Gelegenheiten mehr aufsuchen, bei denen die Möglichkeit zu einem Flirt besteht. Tust du das, sind wir getrennte Leute.« Hannah wusste, der Wunsch war unerfüllbar.

Hans nickte still. Er wirkte nachdenklich. Es schien, als unterwerfe er sich seiner eigenen Pflicht, bald junger Vater zu werden und eine Familie zu haben. In Wahrheit dachte er darüber nach, raffinierter vorgehen zu müssen. Er würde noch besser darin werden, seine Eskapaden vor Hannah zu verbergen. Er musste vorsichtiger werden. Ob er das mit seiner impulsiven und unbedachten Seite hinbekäme, wusste er nicht.

Hannah hatte gerade noch genug Vertrauen, und so heiratete sie ihren Hans an einem eiskalten Wintertag.

Narzissten spalten, wo sie können

Hans stieg bald die Karriereleiter hinauf. Es waren gute Zeiten für die öffentlichen Rundfunkanstalten, und die Verwaltung wuchs und wuchs. In der Redaktion des Senders wurden Leute gesucht, die bereit waren, Verantwortung zu übernehmen. Die in Stresssituationen ruhig blieben. Die ein gutes Image hatten und in Konferenzen den nötigen Ernst mitbrachten. Die Führungsqualitäten zeigten. Hans musste nicht viel tun, um vom Intendanten, mit dem er ab und zu in der Cafeteria des Funkhauses Kaffee trinken war, gefragt zu werden. »Wir trauen es Ihnen zu, lieber Hans. Sie machen da einen guten Eindruck.«

»Beim Kaffeetrinken ...«, murmelte jemand am Nachbartisch. Ein paar lachten. Hans sah kurz zur Seite und merkte sich die Gesichter. Seine erste Amtshandlung als Abteilungsleiter war, den Personen zu kündigen, die über ihn gelacht hatten. Begründungen konnte er liefern, hatte doch jeder irgendwo Fehler gemacht. Man musste die nur benutzen. Den Rest schmückte er aus und erfand was. Darin war er gut. Die Kündigungen trafen die Angestellten hart. Hans räumte sie einfach ab. Er führte »Todeslisten«, und darauf standen die »Mobilitätskandidaten«. Arbeitnehmerschutz ließ er nicht gelten, und der Betriebsrat hatte nichts zu melden. Sollen die doch klagen! Niemand verklagte den öffentlich-rechtlichen Rundfunk. Das war chancenlos. Der Intendant erkundigte sich stets nur beiläufig. Hans sagte, er musste die Abteilung neu aufstellen – zu viel Gemauschel, Inkompetenz und Filz. Das tut dem Sender nicht gut. Der Intendant war höchst zufrieden. Aufräumen ist immer gut! Bald wurde er wieder »Eisenhans« genannt. Er selbst hatte seinen alten Spitznamen in den Flurfunk geschickt. Und diesmal schlug *er* mit eiserner Hand zu und spaltete, wo er konnte. *Divide et impera*, spalte und herrsche.

Projektive Identifikation: Narzissten spalten auch Sätze

Das Arbeitswerkzeug von Narzissten ist ihre narzisstische Abwehr. Unbewusst schließen sie von sich auf andere und werten es beim anderen verächtlich ab. Um Unangenehmes nicht zu spüren, nutzen sie:

- *Projektion* (die Zuschreibung eigener Unerträglichkeiten auf andere),
- *projektive Identifikation* (die Zuschreibung wird durch gezielte Provokation Teil der anderen Person, wirkt dort wie ein Fremdkörper und fühlt sich an, wie der Narzisst sich gerade fühlt),
- *Spaltung* (die Zuschreibung wird bewertet und gruppiert, etwa in »Freunde« und »Feinde«).

Das alles wird garniert mit Abwertung und Verachtung, denn nichts überhöht einen waschechten Narzissten mehr als die Abwertung des anderen. Das findet vor allem kognitiv, also sprachlich statt. Daher sitzen die schneidenden Kommentare narzisstischer Menschen auch so treffsicher. Sie sind darin große Meister.

Hans klagte irgendwann immer mehr über die *performance* seiner Hannah. Er übersah dabei, dass er selbst nicht die Leistung erbrachte, die von ihm erwartet wurde. Anglizismen waren Hans immer lieber geworden, sie halfen ihm dabei, zu projizieren und damit intransparent und emotional unlesbar zu bleiben. Eine unklare Sprache half Hans, über eigene Unzulänglichkeiten hinwegzutäuschen. Er spürte damit seine eigene Inkompetenz nicht. Seine Sprache war sein persönliches Narkosemittel. Es hörte sich alles so gut an. Nach außen verschleierte seine Sprache auch seine egoistischen Absichten. Und das half, sich selbst damit zu erheben.

Bei Hannah funktionierte das auch, aber nur am Anfang. Irgendwann begriff sie: Immer wenn er Sätze sagte wie »Du bist nicht motivierbar! Wo ist dein *commitment?*« oder »Du bist schuld! Du zerstörst den *spirit*«, wusste Hannah: Es sind eigentlich nur halbe Sätze. Wahrheitsgemäß wären sie zu beenden mit »... für meine Wünsche!« oder »... weil du nicht tust, was ich sage!«.

Hannah begriff wie gesagt erst spät diese Logik. Sie wurde in übelster Weise durch boshafte Kommentare und Psychoterror bearbeitet, wenn sie den Regeln ihres narzisstischen Partners nicht entsprach. In seine Formulierungen packte er alles, was seine *projektive Identifikation* hergab: »Dein Leben ist doch schön blöd, wenn du dich nicht beherrschen kannst, das muss sich doch richtig scheiße anfühlen für dich, oder?«

Dabei war es Hans in diesem Moment, der die Fassung und Selbstbeherrschung verloren hatte und sich dabei sehr schlecht fühlte. Hannah, mit dem Erstgeborenen Nino auf dem Arm, blieb stoisch. Sie ließ sich nicht von ihm provozieren. Sie ertrug Hans und seine Art. Sie ertrug auch, wie Hans eigene Eigenschaften und Affekte auf sie übertrug. Es fühlte sich für Hannah fremd an, wenn

Hans davon ausging, dass sie sich nicht beherrschte. Das tat sie sehr wohl. Diese fremden Übertragungen waren an Hannah delegierte Eigenschaften von Hans, die er bei sich nicht mehr wahrnahm, die er nicht wahrhaben wollte.

Hannah sollte sich mit diesen Übertragungen identifizieren. Und sollte sie diese Übertragungen nicht annehmen und als eigene annehmen, würde Hans dafür Sorge tragen, dass sie es dennoch tat – und Hannah so lang bearbeiten, bis sie die Fassung verlor. Dann sagte er: »Siehste, hab ich's doch gesagt. Du verlierst immer die Fassung!«

Oft ist das Phänomen der projektiven Identifikation besonders zu spüren, wenn man sich kennenlernt – oder in der tiefenpsychologischen Psychotherapie, wenn der Narzisst den Therapeuten nicht kennt und alles Mögliche auf ihn projiziert. Auch sich selbst. Wenn jemand meint, etwas im anderen erkannt oder wahrgenommen zu haben, was dieser eigentlich nicht hat, sondern von einem selbst stammt. Durch projektive Identifikation werden emotionale Lasten nicht geteilt, um sie gemeinsam zu tragen, sondern dem anderen angehängt, zur Entlastung des eigenen narzisstischen Egos.

Bei Projektion wäre Empathie gefragt. Es hilft zu fragen: »Was ist denn los? Wie kann ich helfen?« Wer viel projiziert, offenbart nichts Gutes über sich selbst, sondern nur seine eigene innere Spaltung und psychische Unreife. Das will natürlich kein Betroffener hören, aber die gute Nachricht ist: Wer es erkennt, kann es (etwas) korrigieren.

Jeder projiziert, aber extreme projektive Identifikation ist typisch bei Persönlichkeitsstörungen. Schon Säuglinge spalten, wenn sie innerliche Affekte wahrnehmen, diesen Anteil und delegieren ihn an die Mutter. Nino schrie, wenn er in sich diese große Not nach Nähe wahrnahm. Dabei war sein Ruf nach der Mama auch ein strafender, denn sie hatte ihn verlassen, also für einen Moment abgelegt. Nino aber verachtete bereits früh seine Mutter, weil sie so grausam sein konnte. Dabei war es nicht Hannah, die so grausam zu ihm war, sondern es war Ninos Unvermögen, mit dem Gefühl des Alleinseins klarzukommen.

Ninos kindliche Psyche übertrug dieses schreckliche Gefühl auf Hannah, die »schuld« daran war. Wie fast jedes Kleinkind war er nicht in der Lage, belastende Gefühle, Spannungen und Regungen auszuhalten und wie ein Erwachsener selbst zu verarbeiten. Er wusste nicht, wie das geht. Verdauen konnte er bisweilen nur die Babynahrung. Aber nicht diese schlechten Gefühle, die Mama ihm bescherte. In der sehr innigen Beziehung, mit viel Berührung und Nähe, konnte Nino durch die liebevolle Zuwendung von Hannah lernen, den gelegentlichen Verlust von Zuwendung auszuhalten. Das dauerte aber ein paar Jahre. Nino machte zunächst beim Anblick seiner Mama die Erfahrung, dass alles gut wird. Das beruhigte ihn, und so wurde Mama zu seiner Verdauungshilfe, in der Bewältigung seiner schlechten Gefühle.

Szenen (m)einer Ehe

»Verdauungshilfe, das klingt aber sehr komisch«, sagte Carlota und nahm den verkrümelten Teller von meinem Schreibtisch. Ich konnte nicht mit der Familie essen, musste das Buch voranbringen. »Nun, so sprechen Psychoanalytiker«, sagte ich. »Altes Wissen, etwas aus der Zeit gefallen.«

»Will der Autor einen Digestif?«, fragte sie. Carlota hatte offenbar hellseherische Fähigkeiten!

Empathie und Telepathie: Im Störfeld des Narzissten

Der Narzisst erwartet von seinem Umfeld telepathische Fähigkeiten, die Mitmenschen sollen seine egoistischen Wünsche kennen und befriedigen – ohne dass er sie darauf hinweisen muss. Er delegiert die Verantwortung zum Mitdenken an andere und spart sich damit, selbst vorausschauend zu sein. Die Telepathieannahme[8] des Narzissten ist nahezu angeboren: Mama mach dies, Mama mach das. Andere müssen erahnen, was man denkt, fühlt und erwartet. Mama, ich komme! Warum ist noch nichts vorbereitet, Mama!? Weißt du nicht, was ich jetzt brauche, Mama!? Narzissten gründen gern auch mal eine GmbH: geh mal, mach mal, bring mal, hol mal. Oder eine GmbH & Co. KG: und kein Gejammer!

Hannah erwartete bereits das zweite Kind, ein Mädchen. Es sollte Nina heißen. Während Hans neben seiner Tätigkeit als Prokurist im Sender weiter aufgestiegen war, hatte er sich zusätzlich noch in eine Kanzlei für Medienrecht eingekauft. An diesem Tag fand er am Frühstückstisch eine Notiz von Hannah.

Mein LIEBER: Unsere Beziehung muss besser werden. Der einzige narzisstische Weg für Dich geht nach OBEN. Statt es gut sein zu lassen. Was wäre so schlimm, weniger zu sein? Mehr für uns da zu sein. LOSLASSEN. Ist DAS EGO zu sehr bedroht, fällt Dir diese Option nie ein. Hannah.

Hans las es immer wieder, weil ihm die merkwürdige Formulierung störte. Er fand den Zettel blöde und steckte ihn aber dennoch ein. Im Sender legte er ihn arglos auf seinen Schreibtisch, wo ihn später seine Sekretärin fand. Sie kringelte mit Lippenstift ein paar Worte ein.

LIEBER OBEN LOSLASSEN, DAS EGO

Hans grinste über die Dechiffrierung seiner Sekretärin. Hannah hatte ihm eine versteckte Botschaft unterjubeln wollen. Er dachte ein paar Minuten über seinen gnadenlos egoistischen Antrieb und das Gutseinlassen nach. Warum konnte er so wenig gut sein lassen? Warum geschah sein manipulatives Missbrauchen und Benutzen, auch während er bemüht war, es sein zu lassen? Seine guten Vorsätze waren nichts wert. Dennoch formulierte er sie ständig. Nur hielt er sich nie an sie. Bald bekam er das Gefühl, aus den alten Vorwürfen, die Hannah ihm machte, nicht mehr herauszukommen. Er verstrickte sich nur zu gern in endlosen Diskussionen, sich zu rechtfertigen und zu erklären. Wer mit Hans kommunizierte, endete immer im Morast der Argumentation. Es war schier unmöglich, mal locker und absichtslos mit ihm zu plaudern. Immer stand eine Absicht dahinter, er wollte entweder Anerkennung für seine Errungenschaften oder seine Unzulänglichkeiten an andere delegieren – unter Einbehalt der Deutungshoheit und Kontrolle über den Gesprächspartner, um ihn energiemäßig auszusaugen.

Warum ließ er nie los, warum ließ er nichts gut sein? Konnte er sein Ego nicht länger irgendwo parken und abgeben? Wie ein Tier irgendwo im Tierpark stehen lassen? Ab und an füttern und streicheln, aber die meiste Zeit fern von ihm bleiben? Hans hatte zu wenig Fantasie, aber als er darüber nachdachte, erinnerte er sich an den letzten Ausflug der Familie in den Tierpark. Hannah schob hochschwanger den Kinderwagen. Dem dreijährigen Nino gefielen die Flamingos so sehr. Er sprang auf, rief »Flamingooo!« und rannte voller Freude auf das Freiluftgehege zu. Die großen roten und pinken Vögel waren ein starkes Symbol, ein Krafttier für Liebe und Harmonie, googelte Hans. Der Vogel war ein Meisterwerk der Evolution, der brennende Hitze, salzigen Schlamm und ätzende Natronlauge überlebte.[9] Das gefiel ihm. Es passte so gut. Der Flamingo war sein Ego!

Und sein Ego wollte bedürfnisgerecht behandelt werden. Dazu gehörte auch, dass es dieses unangenehme Störfeld um sich herum hatte, weil es nicht aushalten konnte, dass die Bedürfnisse seines Egos nicht immer erfüllt werden konnten. Diese unerträglichen Spannungen im Spannungsfeld zwischen Bedürfen und Befürchten! Eine unregelmäßig-regelmäßige Bedürfnisbefriedigung wäre die Lösung, aber das Nichterfüllen war kaum auszuhalten als Übung. Er musste lernen, auf Belohnungen und gute Gefühle zu warten, statt jetzt und sofort alles haben zu wollen. Er musste lernen, gut genug zu sein, wie er gerade war. Aber das konnte er nicht.

Das innere Kind kann auch ein Arschloch sein

»Die Grenze des Körpers ist nicht die Haut.« Diesen Satz hörte Hannah von ihrer spirituellen Heilerin. Helen leitete einen spirituellen Elternkurs, an dem Hans nie teilnahm. Die anderen jungen Elternpaare saßen auf Meditationskissen in einem Raum voller Pastellfarben. Nino spielte brav in einer Ecke. Die neugeborene Nina schlief im Babykorb.

»Was ich an ihm nicht verstehe, ist sein ganzer Charakter«, sagte Hannah vor den anderen Eltern. »Er verändert sich nicht, ist egoistisch und nur, wenn es ihm passt, gefühlvoll. Sonst denkt er nur an seins. Sein neues Auto. Die Kanzlei. Nie an mich und die Kinder. Fragt nie, wie es mir geht. Das zieht der seit Jahren so durch.«

Hannah suchte Rat, lange bevor es Bestseller über Arschlöcher und innere Kinder gab. Es würde noch Bücher geben, in denen sich emeritierte Professoren mit »Otto, Du Arschloch!«[10] ansprachen. Selbst die Psychotherapeuten taten sich noch in den Neunzigern schwer, offen und frei über die Narzissmen des Menschen zu sprechen. Selbst die Diagnose »Narzissmus« sollte noch lange in einer dunklen Ecke des Diagnosekataloges versteckt bleiben, waren doch viele Chefs und Emporkömmlinge, gerade in der Medizin, selbst narzisstisch. Das zweischneidige Schwert der Diagnostik sollte den Diagnostikern selbst nicht auf die Füße fallen.

Die Heilerin aber rätselte über Hans' psychische Konstitution und schlug vor, an Hannahs spirituellem Körper zu arbeiten. Sie wollte erkunden, wo die Verletzungen waren, die Hannah von Hans eingespeichert hatte. Hannahs spiritueller Körper, spürte sie, ging so knapp zwei oder drei Meter um sie herum. Die Heilerin stand am anderen Ende des Raumes, berührte ihn, und Hannah spürte ihre Nähe. Die anderen Kursteilnehmer spürten und durchkreuzten sie. Alle lachten, und es war eine schöne Stimmung. Die Heilerin schlug vor, Hans zum nächsten Mal mitzubringen.

Mit murrendem Aufwand fand Hans eine Terminlücke, um gemeinsam mit Hannah – ohne die Kinder, die bei Oma blieben – in die Elterngruppe zu gehen. Intuitiv richtig vermied die Heilerin, an Hans' spirituellem Körper zu arbeiten, sondern befragte ihn ohne Umschweife.

Hannah würde sehr an seiner Art leiden. Wie er sich das erkläre. Dazu habe er keine Erklärung, äußerte Hans trocken. Dann sah er zu Hannah und blaffte sie an. Er werde sich doch nicht vor fremden Personen offenbaren? Die spirituelle Heilerin wollte wissen, wie er das mache, das mit der Manipulation. Freundlich und einladend sah die Heilerin ihn an. Hannah war neugierig gefasst, aber die anderen Eltern waren wie gebannt.

»Das mit dem Manipulieren?« Er räusperte sich. »Nun. Beispielsweise in der Sauna.« Hannah hob die Augenbrauen. »Also ich hab das ganz gut raus, mittlerweile. Wenn ich in die Sauna gehe, dann sitze ich da und schaue, wer da noch so sitzt. Einige Damen sind offen für Kontakt. Das merke ich. Andere sind verdeckt, also die zeigen das nicht so, aber ich beginne dann ein Gespräch. Spreche über dies und das, dabei betone ich bestimmte Wörter. Diese Wörter machen was mit den Damen. Ich wecke Vorstellungen, Sehnsüchte. Ich sage zum Beispiel ›Freiheit‹, ›Schönheit‹, ›Entspannung‹, ›Lust‹, ›Freude‹, ›Spaß‹ oder ›Genießen‹. Alles in so einem ruhigen, freundlichen, etwas verbindlichen Ton, aber nicht zu sehr. Dann sitzen wir nebeneinander im Fußbad. Ich berühre sie so beiläufig. Weil man da so eng sitzt. Die Füße berühren sich, die Arme, die Seite. So ganz wenig. Dann sage ich, also wenn sie will und Lust hat, ich bin gleich in der ersten Kabine. Da lasse ich das Schloss auf Grün. Dann gehe ich. Warte in der Kabine. Dann geht die Tür auf, und die Dame kommt rein. Ja, und dann, *excuse my German,* ficke ich sie. So geht das. Meinten Sie das?«

Hannah und alle im Raum starrten Hans fassungslos an. Hans aber lachte aus vollem Halse und amüsierte sich köstlich. »So mache ich das! Hahaha!«

Zur Info – Short Dark Tetrad SD4

2020 erblickt die kurze dunkle Tetrade[11] (Short Dark Tetrad SD4) die wissenschaftliche Welt der Persönlichkeitspsychologie – ein praxisrelevanter Baukasten psychischer Eigenschaften zur Schnellerfassung der Schattenseite einer Persönlichkeit, bestehend aus Narzissmus, Machiavellismus, Psychopathie und Sadismus. Hier die Übersicht über menschliches »Schattenverhalten«:

Machiavellismus

- Es ist nicht ratsam, seine Geheimnisse preiszugeben.
- Man muss die wichtigen Personen auf seine Seite ziehen, koste es, was es wolle.
- Vermeide direkte Konflikte mit anderen, denn sie könnten in der Zukunft von Nutzen sein.
- Verhalte dich unauffällig, wenn du deinen Willen durchsetzen willst.
- Die Situation zu manipulieren erfordert Planung.
- Schmeicheln ist ein gutes Mittel, um Leute auf seine Seite zu ziehen.
- Ich liebe es, wenn ein kniffliger Plan gelingt.

Narzissmus

- Andere sehen mich als geborene Führungsperson.
- Ich habe eine einzigartige Begabung, andere zu überzeugen.

- Gruppenaktivitäten sind ohne mich eher langweilig.
- Ich weiß, dass ich etwas Besonderes bin, da mir andere das immer wieder sagen.
- Ich habe einige außergewöhnliche Qualitäten.
- Ich werde in Zukunft wahrscheinlich ein Star in einem bestimmten Bereich sein.
- Ich mag es, hin und wieder anzugeben.

Psychopathie

- Menschen sagen oft, dass ich außer Kontrolle bin.
- Ich neige dazu, gegen Autoritäten und deren Regeln zu kämpfen.
- Ich war in mehr Auseinandersetzungen verwickelt als die meisten Menschen meines Alters und Geschlechts.
- Ich neige dazu, mich kopfüber in etwas zu stürzen, ohne Fragen zu stellen.
- Ich hatte schon Schwierigkeiten mit dem Gesetz.
- Ich gerate manchmal in gefährliche Situationen.
- Leute, die sich mit mir anlegen, bereuen es immer.

Sadismus

- Bei einem Faustkampf zuzuschauen begeistert mich.
- Ich genieße gewalttätige Filme und Computerspiele.
- Es ist witzig, wenn Idioten auf die Nase fallen.
- Ich genieße es, bei gewalttätigem Sport zuzuschauen.
- Manche Menschen verdienen es zu leiden.
- Rein zum Vergnügen habe ich schon mal gemeine Dinge in sozialen Medien gesagt.
- Ich weiß, wie ich jemanden allein mit Worten verletzen kann.

Schattenverhalten ist keine Einbahnstraße

Es sind wertvolle Strategien bekannt, wie man aus einer toxischen, destruktiven und abhängigen Beziehung aussteigen kann. Vor allem die Tipps Giacomo Machiavellis sind zu beachten. Man braucht einen guten Plan. Man muss lernen zu lügen, um die Fassade zu wahren und den Aggressor nicht zu provozieren. Man muss eine hohe Selbstbeherrschung haben. Man sollte sich ein paar wenige Ratgeber suchen, die einem die Wahrheit sagen müssen. Man muss den Feind so schlagen, dass er zu keiner Rache mehr fähig ist. Der feine Unterschied in der Psychopathie ist die emotionale Distanz, um daraus bewusst strategisch entscheiden zu können. Anders als die Persönlichkeitsstörung ist die Haltung des Psychopathen: »Ich kann mir aussuchen, wer ich bin.« Menschen mit einem psychopathischen Hirn können sich gut selbst steuern, denn sie lassen sich emotional kaum mitreißen. Vieles ist »egal« und »wurscht«.

Das klingt hart, lässt sich aber sinnstiftend auf eine Strategie übertragen, die selbstlose und sehr emotionale Personen nie beachten und deswegen in Teufels Küche kommen. Statt sich wie bisher in destruktiven Beziehungen ständig mit dem anderen zu beschäftigen, kann man sich auf die eigenen (egoistischen) Bedürfnisse fokussieren, sich unauffällig verhalten und den Mut finden, die eigene Position klar zu verfolgen. Statt wie bisher herumzueiern, um den anderen alle Bedürfnisse, auch die unausgesprochenen, zu erfüllen.

Den hilflosen Rettern und Helfern rufe ich zu: Helft euch zunächst selbst! Es gibt natürlich weitere Tipps für die »Schlacht«: Steht klar und mutig zu subjektiven und egoistischen Bedürfnissen. Das schafft Klarheit. Klarheit und Wahrheit ist das, was manipulative und vertuschende Menschen unbedingt vermeiden wollen. Stehen Sie auch zu dem Risiko, auf Ablehnung zu stoßen, wenn Sie klar werden. Ablehnung ist nur ein Hinweis auf eine bisher vertuschte Grenze. Jetzt ist sie sichtbar geworden.

Gelingt die Klarheit nicht, kann man sich leise und still vom Acker machen und eine toxische Beziehung auslaufen lassen. Machen Sie sich für den Narzissten langweilig und uninteressant. Kommt es dennoch zu Kontakt, nähert man sich niemals unvorbereitet oder ungeschützt dem Aggressor. Man bietet keine Angriffsfläche. Sprachlich sollte man kein »wir«, sondern ein »ich« wählen. Das »ich« ist durch das Bemühen des Angreifers nie erreichbar. Ich spüre das, was ich spüre. Das ist mein Gefühl, nicht deins. Ein »wir« lädt hingegen den Angreifer indirekt ein und zieht das »ich« hinein in den Konflikt, den »wir beide« teilen. Sich in den Konflikt hineinziehen zu lassen und sich vom Angreifer kapern zu lassen muss unbedingt vermieden werden. Daher soll man sich auch keine unnötigen Eingeständnisse leisten, keine Möglichkeit anbieten, wo der Aggressor einhaken kann. Es ist besser, so weit wie möglich aus der Distanz zu agieren und notwendige Opfer (oder Scheinopfer) zu bringen, um die schützende Distanz zum Angreifer zu schaffen, den Aggressor mit Nebelkerzen abzulenken. Wer sich unsicher ist in der Anwendung solcher Strategien, kann sich mit Profis darüber austauschen, wie das am besten geht. Manchmal hocke ich auch mit meinen Klientinnen zusammen, und wir gehen solche Szenarios durch. So ein machiavellisches Coaching hilft den Klientinnen wieder, ein Gefühl dafür zu bekommen, Überforderungen zu meistern und ihr Leben in den Griff zu bekommen, die Macht zu ergreifen und aus der Ohnmacht einer toxischen Beziehung zu finden.

Beruflich wie privat gilt: Man soll professionell und distanziert Lob und Anerkennung zollen, sodass es dem anderen im Halse stecken bleibt und er zu keinem Angriff mehr in der Lage ist. Notfalls mit einer robusten Lügengeschichte oder einer soliden Halbwahrheit. Eine Notlüge ist erlaubt in einem missbräuchlichen Verhältnis. Denn auch der Gegner benutzt diese Strategie und würde nicht davor zurückschrecken, durch Lügen zu manipulieren und weiter Druck auszuüben.

Never forget, würde Hans sagen.

Never forget yourself, würde ich ergänzen!

Szenen (m)einer Ehe

Carlota und ich spazierten Hand in Hand durch den Park, als ich unsere spirituellen Körper testen wollte. »Lass uns testen, wie weit wir voneinander weggehen können und uns eben noch wahrnehmen«, schlug ich vor. »Der Körper hört nicht an der Haut auf!«

Unsere Hände lösten sich, und wir gingen auseinander. Einen Meter. »Spürst du mich noch, Schatz?«, fragte ich, und Carlota nickte.

Zwei Meter. »Noch?«, fragte ich herausfordernd.

»Ja«, sagte Carlota.

Drei Meter. Ich erwartete jeden Augenblick, dass dieses Gefühl abriss. Aber es war auch noch bei vier Metern da. Fünf Meter. Sechs. Sieben.

»Noch? Schatz?«

»Ja!«, rief Carlota.

Zehn Meter. Das war viel. Ich entfernte mich schneller. Zwanzig Meter. Die ganze Breite des Parkes würden wir nicht testen wollen.

Vierzig Meter. »Und?«, schrie ich.

»Ja!«, brüllte Carlota.

Herrlich, dachte ich, wir waren so großartig miteinander verbunden!

Neun von zehn finden Mobbing völlig okay

Verächtliche Kampagnen wie Mobbing, Cybermobbing und Shitstorm greifen das Opfer an, bis es völlig verstört ist, so Josefine Janert in der *FAZ* vom 17. September 2022. Ihre gesammelten Tipps im Umgang mit Rufmord las ich mit großer Genugtuung. Einmalige Kränkungen kann man wegstecken. Der Effekt ständiger emotional belastender Angriffe zerstört jedoch die Zielperson. Dabei beteiligen sich nicht selten Führungskräfte an solchen Handlungen oder dulden sie. Wirksames Mobbing funktioniert durch führungsgelenkte Isolation und Ausgrenzung des Mitarbeiters. Es zeigt sich, wenn jemand zu wichtigen Terminen nicht mehr eingeladen wird – oder in der zermürbenden Einmischung in den täglichen Arbeitsbereich des Mitarbeiters durch die Führungskraft. Das erzeugt hohen emotionalen Druck und destabilisiert. Der Mitarbeiter ist dann eher bereit, das Unternehmen zu verlassen.

Diesem Verhalten kann man, so man die Chuzpe hat, gewitzt begegnen, indem man übertrieben detailliert an die Führungskraft berichtet oder sich aktiv für die Tätigkeit des Vorgesetzten interessiert. Wer täglich an die Führungskraft Dutzende E-Mails schreibt oder stündlich den Chef anruft, sollte bald in Ruhe gelassen werden. Dahinter steckt der einfache Fakt, dass das emotional leicht überforderte (kognitive) Hirn des (zu siebzig Prozent narzisstischen) Vorgesetzten überbeansprucht wird, da es emotionalen Druck nicht mag. Wer am meisten nervt, gewinnt – und wird mit einem Lob in Ruhe gelassen. »Sie machen das sehr gut, weiter so!«

Szenen (m)einer Ehe

Carlota kam in mein Arbeitszimmer und begann gleich zu meckern. Ich war versenkt in Trance und assoziierte Formulierungen, sammelte Gedankenketten. Was passte alles zu Verachtung? Missachtung? Entwertung? Missbilligung? Abfuhr? Abweisung? Korb?

Korb? Warum dachte ich an einen Korb?

»Pablo«, hörte ich Carlotas Stimme langsam zu mir durchdringen. »Da liegt wieder eine halbe Banane im Korb! Warst du das? Da sind überall Fruchtfliegen!«

»Ich war das nicht!«, pfiff ich zurück. »¡No me jodas! Ich mache keine halben Sachen!«

»Ach was?!«, sagte Carlota und ging.

Im Spanischen gibt es zur Abgrenzung gegen solche Störenfriede einen Ausdruck. Er ist gut geeignet, nervige Emotionen abzuwehren: *»¡No me jodas!« Joder* (ausgesprochen: choder) bedeutet »stören«, hat aber auch viele, mitunter vulgäre Bedeutungen. Die Bandbreite der Formulierung reicht von »Im Ernst?« über »Lass mich in Ruhe!«, »Erzähl keinen Scheiß«, »Jetzt hör aber auf!« bis »Verarsch mich nicht!« – was angenehm ist, denn man kann sich kompromisshaft immer auf die weniger drastische Bedeutung einigen.

Das Bayerische hat da eine sehr klare Formulierung zur Abgrenzung: »I wui mei Ruah!«, ich will meine Ruhe. Ruhe steht für innere Stabilität und ist das oberste psychologische Ziel jedes Individuums. Es ist der ideale Dauerzustand im Gleichgewicht, auch genannt: Selbstregulation.

Justiziable Beleidigungen im Stahlgewitter des Angriffes

Wer seinen guten Namen zu verlieren hat und in Schieflage kommt, sollte sich unmittelbar wehren – rasch und mit Bedacht. Denn Rufmord beeinflusst sofort die Karriere. Man sollte nicht mauern oder abtauchen, denn das festigt das Narrativ und provoziert die Angreifer erst recht. Wer groben Widerstand bietet, lädt zur Eskalation ein. Sich nicht zu äußern gilt hier als Zustimmung. Der Interpretation muss daher geschickt Einhalt geboten werden. Der Interpretationsraum, in dem sich alle Kritiker sammeln und gemeinsam mobben, muss geschlossen werden. Nur durch Wiedererlangen der Macht über die Diskussion kann sich das Opfer retten. Es ist gewissermaßen ein Test, in dem die Souveränität des Mobbingopfers geprüft wird, mit der gesamten Situation umzugehen. Narzissten und Menschen, die einen angreifen, nutzen diese Tests, um herauszufinden, ob die Person das abkann.

Zur Info – Wie man die perfiden Tests bösartiger Narzissten besteht

Den Kompetenztests (Weicheitests[12]) von Narzissten sollte man sich, wenn möglich, stellen und sie bestehen, indem man ...

- sich rational und ruhig zu den Vorwürfen äußert,
- die eigene Sichtweise und Perspektive darstellt, ob im Gespräch oder öffentlich/teilöffentlich (interne E-Mail, Homepage),
- keine Rechtfertigung liefert, sondern emotional und faktisch Stellung bezieht (Gefühle ansprechen und Fakten benennen: »Ich merke deinen Ärger, deine Verletzung nach dem, was ich gesagt habe.«),
- die emotionale Dimension erfasst und distanziert aufgreift (»So wie ich hier angegriffen werde, ist nicht in Ordnung. Dieser Umgangston ist unangemessen. Diese Art, mich zu bearbeiten, wird zu keinem erwünschten Ergebnis führen.«),
- sich gegebenenfalls für eine missverständliche, unglückliche Formulierung (oder Handlung) entschuldigt, die andere irritiert hat (»Das habe ich ungut formuliert. Das habe ich nicht gut gemacht. Das tut mir leid. Das will ich wieder richtig machen. Danke für den wertvollen Hinweis.«),

- sich aber nicht für eine Meinung, Überzeugung oder Position entschuldigt, die einem wichtig ist (»Ich meine das schon so, und ich sage es das nächste Mal anders.«),
- Fakten nicht mit Meinungen verwechselt (»Meinungen kann man strittig diskutieren, Fakten nicht.«),
- sich nicht tiefer mit ungünstigen Formulierungen in den Konflikt (Opfer-Täter-Spiel) reinziehen lässt (»Du spinnst! Wie kann man nur so dumm sein?! Mein Argument war total klar und verständlich! Ich habe mich klar ausgedrückt!« oder »Das trifft mich jetzt! Hör auf damit, so auf mich einzudreschen!« – nein, nein, das niemals so machen!),
- Humor kann helfen, kann aber auch ungünstig provozieren (»Oh, Sie kommen aus Vulgarien?«),
- rasch reagiert (zwischen 24 und 48 Stunden nach dem Vorfall, so Experten; je später man reagiert, desto weniger wirkungsvoll ist es – die Flamme im Keim ersticken!),
- ganz klar kommuniziert und es auch offen sagt, wenn man nicht alle Fakten kennt,
- sich auf die Fakten einigt, denn je subjektiver und interpretierter man berichtet, desto unglaubwürdiger wirkt man selbst,
- sich für Fehler unmittelbar entschuldigt (jemanden emotional verletzt, genötigt oder unter Druck gesetzt zu haben ist ein häufig ignorierter Kommunikationsfehler!),
- Hassäußerungen nicht persönlich nimmt, sie nicht liest (Sozialmedien-Pause, Blockierung, Meldung) und nicht länger darüber nachdenkt (meistens sind es nur noch Abreaktionen ohne Bezug auf den Auslöser),
- Hassreaktionen als Reaktion auf die eigene starke Meinung positiv umdeutet (»Wer den Ball hat, der wird angegriffen!«),

- sich distanziert, wenn die massive Beleidigungswelle losgeht und der emotionale Brand nicht mehr zu bändigen ist (dann besser nicht mehr reagieren und die Diskussion abbrennen lassen, vor allem bei massiven Phänomenen wie einem Shitstorm oder wenn man in einer Gruppe angegangen wird),
- sich zurückzieht und sich als Zielscheibe unattraktiv macht (sich zu ducken und langweilig zu wirken kann helfen, weniger abzubekommen – Hasstäter lassen von einem ab, wenn man nicht wie von ihnen erwartet reagiert),
- (wichtig!) nicht auf jede Hassmeinung reagiert (sonst verstärkt das die Aufmerksamkeit für den Verfasser des Kommentars und lässt ihn weitermachen),
- justiziable Beleidigungen dokumentiert und sich dagegen wehrt.

Im Zuge der laufenden Impfkampagne gegen Covid-19 Anfang 2022 setzte ich mich mit sogenannten Coronaleugnern, Impfgegnern und Querdenkern auseinander. Ich schenkte einigen in den Sozialmedien meine volle Aufmerksamkeit. Als Arzt und Impfbefürworter gewann ich trotz meines Interesses an den Argumentationsketten militanter Zweifler keinen einzigen Blumentopf. Ich wollte verstehen, wie sie ticken. Hingegen landete ich schnell in der Ecke der impfhörigen Schlafschafe und wurde zum Handlanger der weltweiten Impfindustrie degradiert. Ich sollte mich schämen, gerade als Arzt. Verachtung und Salven an weitergeleiteten YouTube-Beweisvideos erreichten mich auf meinem privaten Instagram-Account. Geimpft würde die Welt untergehen, und ich sollte mich verpissen. Dann schwiegen die Disputanten. Es wurde still. So musste sich Verachtung anfühlen.

Mir hat das Ganze nur Gedankenspiralen gemacht, also löschte ich das Internet.

Szenen (m)einer Ehe

»Nicht das Internet, das Instagram«, korrigierte mich meine Frau Carlota. Kurz hatte ich das Gefühl, ohnmächtig zu sein. Es las sich so schön: Ich löschte das Internet. Es brauchte ein paar Wochen, bis ich nicht mehr darüber grübelte, warum es Menschen gab, die es nicht besser wissen wollten oder konnten. Vermutlich war ich nicht allein damit. Im Bewusstsein, dass mir nun klar war, wie viele Menschen in Deutschland Meinungen mit Fakten verwechselten, installierte ich meinen Insta-Account bald wieder, denn ich brauchte doch den digitalen Handspiegel für mein Ego. Das war ein Fakt.

Hass ist heiß, Verachtung ist kalt: Wenn Narzissten verachtet werden

Anders als Hass ist Verachtung ein Gefühl, das ohne Angriff auskommt. Es kann den anderen abgrundtief erniedrigen, ohne ihn zu berühren. Verachtung ist wie der Ekel, dem man sich nicht annähert. Verachtung bestätigt den eigenen Hochmut und die eigene Überheblichkeit. Wer verachtet, fühlt sich überlegen und rümpft leicht die Nase. Wer verachtet, ist sich sicher und emotional kalt.

In destruktiven Paarbeziehungen ist Verachtung das Ende der Fahnenstange. Wäre da noch Hass, könnte man als Psychotherapeut noch an dieser heißen Emotion ansetzen, um die Beziehung zu retten. Denn von Hass ist es nicht weit hin zur Liebe. Hass und Liebe sind leidenschaftliche Affekte, und ihre emotionale Wucht ist nutzbar. Denn sie ziehen einander an, man wendet sich noch gegenseitig zu im Hass und in der Liebe. Daher sind Hass und Liebe auf ihre Art aber auch viel gefährlicher als Verachtung. Denn sie können andere und einen selbst zerstören.

Verachtung hingegen ist Abwendung und viel weniger zerstörerisch. Verachtung ist wie ein emotionales Verlassen. Verachtung ist das Ergebnis und der Nachhall einer bereits abgeschlossenen

Vernichtung. Wer verachtet wird, ist zerstört oder hat sich selbst irgendwie abgeschafft. Ob zu Recht oder nicht, liegt immer im Auge des Verachtenden.

Jede Verhaltensweise kann auf Verachtung stoßen, wenn sie die eigenen Wertvorstellungen herausfordert. Verachten kam man alles und jeden, was dem eigenen, egoistischen Blick auf die Welt widerspricht. Damit ist Verachtung eine durchaus narzisstische Affektregung, aber eine, die dem kalten Herzen des Narzissten leichter entspringt.

Um eine Beziehung zu retten, ist es daher für den Psychotherapeuten in der Paartherapie mit vom Narzissmus betroffenen Menschen umso schwerer, zurück über die Brücke der Verachtung hin zum überleitenden Hass und weiter zur Liebe zu finden.

Umgekehrt genauso: Für Narzissten ist die Verachtung der anderen wie die vernichtende Umkehr ihrer Sehnsucht nach Bestätigung. Wer Narzissten mit Verachtung trifft, entweidet sie bei lebendigem Leibe. Letztlich ist es das Ergebnis narzisstischer Karrieren, dass Narzissten von ihrem Umfeld abgeurteilt, ignoriert und gemieden werden. Der Mensch ist einem egal, sobald er verachtet wird.

Zerfallen: Hannah auf der Flucht

In diesem Jahr überschlugen sich die Ereignisse. Es gab einen destruktiven *paradigm shift* (Paradigmenwechsel: eine grundlegende Änderung) im System von Hannah und Hans. Der Kipppunkt in ihrer Beziehung bestand darin, dass Hannah ihren Hans nicht mehr ertragen konnte. Nach seinem scham- und reuelosen Auftritt in der Elterngruppe war nichts mehr wie früher. Den Versuch, die Ehe zu retten, hatte Hans zerstört. Er hat ihn für seine Verachtung missbraucht. Seine sadistische Seite war unter diesen Bedingungen hervorgetreten.

Hannahs Entsetzen ließ sie lange verstummen. Mit was für einem Menschen war sie da verheiratet? Er log, manipulierte und verwirrte die Wahrnehmung der anderen mit Kälte und Verachtung. Das war ein Muster! Hans meinte später zu Hause, die Elterngruppe sei prächtig gelaufen. Und er meinte das nicht ironisch.

Der ebenfalls über Narzissmus schreibende Thomas Erikson erfasste, dass Narzissmus lange unerkannt bleibt. Auch weil die Bezeichnung »Narzissmus« unpräzise vergeben wird, wenn man nur ein Merkmal davon erkennt. Lässt sich jemand von seiner eigenen Grandiosität mal mitreißen, so ist das noch kein Narzisst. Das ist nur ein Kriterium. Daher hier eine, wie ich finde, ganz gute Kriteriensammlung des *großartigen* Narzissmus nach Erikson[13]:

- unrealistisches, grandioses Selbstbild (Image),
- unglaublich selbstbezogen,
- spricht nur von sich,
- fühlt sich besonders und einzigartig,
- arrogant und hochmütig,

- kritisiert und beurteilt schnell andere,
- hochsensibel bei Kritik,
- denkt, dass Regeln nicht für einen gelten,
- ständige Selbstdarstellung (Selbstverkäufer),
- fühlt sich berechtigt, Anspruch auf das Beste zu haben,
- schätzt Macht und Ruhm,
- fordert ständige Bestätigung und Anerkennung,
- reagiert aggressiv, wenn befragt,
- hinterlistig, betrügerisch und manipulativ.

In meinen Therapiesitzungen erlebe ich großartige, männliche Narzissten häufig unter hoher emotionaler Anspannung, die sie vor mir verbergen. Sie zeigen hohe Selbstkontrolle und sind nach außen wie Teflon. Ihre Bemerkungen sind stets verdrehend und unempathisch für das Leiden der Frau. Kritik perlt an ihnen ab. Das wirkt verachtend. Ist es auch. Menschenverachtend. Selbstgerecht übernimmt man keine Verantwortung für diese verachtende Außenwirkung, sondern delegiert sie weg. Die Partnerinnen ringen behutsam nach Worten, um nicht zu verletzen. Sie sind es gewohnt, Verantwortung für das zu übernehmen, was der andere nicht kann.

Die wenigsten männlichen Narzissten sagen ehrlich: »Es tut mir leid, ich habe Mist gebaut, lass uns daran arbeiten, ich will mich bessern, wie machen wir das?« Sie sind deutlich defensiver, was niemandem weiterhilft.

Die Frauen zeigen Augenverdreher, lachen laut auf, weinen bitterlich, zeigen Entsetzen – und auch Verachtung. Narzisstische Männer bleiben erstaunt stoisch, und nur selten verlieren sie die Fassung. Verhalte ich mich angreifend zu den Männern, stellen sie die ganze Veranstaltung infrage. Dann verbinde ich mich rasch emotional und unbewusst mit ihrem Standpunkt, um uns alle vor dem Abbruch der Stunde zu bewahren. Ich äußere Verständnis, aber zweifle am bisherigen Lösungsweg. Ich sage: »Ihr Lösungsweg zerstört vielleicht mehr, als er hilft, das Problem zu beseitigen. Wir finden gemeinsam eine bessere Lösung. Und ein Teil der Lösung sind Sie. Sie beide.«

In der tiefenpsychologisch geschulten Übertragung nehme ich deutliche Kränkungsmomente wahr, die Teflonnarzissten auf mich projizieren. Sie wollen mein Mitgefühl, das ich ihnen emotional und wortlos mit einem sanften Nicken, Blick und Mimik gebe. Ein anderer Teil in mir schämt sich aber zugleich fremd. Das ist dann der Teil, der mit der Frau emotional in Kontakt kommt. Wie kann es solche Männer geben? Solche Fragen stelle ich mir dann. Das sind doch meine Jungs, mit denen ich im Zweifel auf dem Bolzplatz Fußball spielte und in der Kneipe Witze riss. Wie kann es Frauen geben, die das alles mitmachen?

Beim weiblichen Narzissmus unterwirft sich die Frau ihrem narzisstischen Partner und überhöht sich damit zugleich. In der Außenwirkung und vor Publikum, vor einer dritten Person, wird sie zu ihrem Mann stehen. Ihn verteidigen. Sich ebenfalls narzisstisch, selbstbezogen und loyal zeigen. Sind beide allein, zeigt der männliche Narzisst seine gnadenlose Dominanz und zwingt die weibliche Narzisstin auf die Knie. Frau wird dann zum Objekt und macht sich selbst auch dazu. Wie im Fall Hannah und Hans.

Rosa verklärte Erwartungen

Hans wählte den Hedonismus, um weitere überzogene Lustziele anzupeilen. Er war ein Süchtiger, der ursprünglich seine liebende Mama suchte und in der Übertragung die ständige Bestätigung. Hans nahm mittlerweile Methylphenidat und Antidepressiva ein, in der Hoffnung, seine ständigen inneren Anspannungszustände zu regulieren. Die hektischen Notanrufe bei seinem Psychiater waren nur kurze Raubzüge, sich die Bestätigung des Arztes zu holen, dass er alles richtig machte. Natürlich schimpfte er über Hannah, die ihn nervös mache und nicht hilfreich sei. Sie wolle ihn irgendwie therapieren mit ihrer spirituellen Philosophie. Er sollte zwölf Schritte der Erleuchtung machen, täglich meditieren, Achtsamkeit lernen. Hannah hindere ihn dabei, wieder stabil zu werden, wofür er nur Verachtung übrighatte. Hannah machte sich Sorgen um die Erziehung der Kinder, die ihren Papa brauchten. Aber wie sollte er das tun? Er hatte Konferenzen und Termine, und die Konkurrenz schlief nicht.

Lieber saugte Hans kurz an der Aufmerksamkeit, die er vom Psychiater bekam, was ihn für die nächsten Stunden stabilisierte. Notfalls brüllte er seinen Psychiater auch an, schrie sein Klagelied und wirkte wie ein jammernder kleiner Junge, der in seiner Not nicht gehört wird. Selbstregulation ad absurdum. Früh am Abend gab es dann Whisky.

Hannah verließ ihren Hans an seinem 40. Geburtstag. Er umgab sich gern mit Millionären und Prominenz aus dem Showgeschäft. Man lebte einen barocken Lebensstil in einem überteuerten Wohnviertel. Der Bungalow im Baustil Ludwig Mies van de Rohes lag an einem kleinen Stadtpark mit einem See. Es gab eine Rooftop-Party mit freiem Blick über die Dächer. Zur Dekoration hatte Hans lebendige Flamingos geordert. Die großen pinken Vögel staksten schüchtern auf dem Flachdach zwischen den Gästen. Es war ein »großes Helau«, als ankommende Gäste die Flamingos sahen. Nervös flatterten die Flamingos kurz auf, konnten aber nicht wegfliegen, denn ihre Flügel waren kupiert.

Die Sonne ging langsam unter, Gin Tonic wurde gereicht, und Hannah packte Nino und Nina auf die Kindersitze in den SUV, hob zwei Reisekoffer in den Kofferraum und fuhr los. Hans sah ihr vom Dach aus hinterher, während er die ankommenden Gäste mit einem »Mein Lieeeber!« begrüßte.

Er würde Hannah, die mit den Kindern zu ihren Eltern zog, in einen schlimmen Sorgerechtsstreit zerren. Er verklagte Hannah wegen Kindesentführung und statuierte in zahlreichen E-Mails, dass er nicht verlassen werde. Ein Verrat: Wer mich verlässt, muss hängen. Hans dekompensierte in narzisstischer Wut. Seinem Psychiater musste er versprechen, seiner mörderischen Wut nicht nachzugeben. Das versprach er. Hans war nun allein, bekam wenig Besuch. Das Haus war leer.

Die Flamingos auf seinem Dach waren seine einzigen Begleiter, bis die obere Tierschutzbehörde für eine Ortsbesichtigung an seiner Tür klingelte. Er habe eine Sondergenehmigung. Artgerechte Tierhaltung. Hans suchte den Wisch, den er sich durch seine anwaltliche Tätigkeit irgendwie erschlichen hatte. Er hätte auf seinem Grundstück eine Voliere. Hans, der Hobby-Ornithologe. »Mein Sohn Nino liebte die Tiere!«, prahlte Hans. »Mit deutschen Behörden sollte man sich lieber nicht anlegen«, brummte einer der Beamten. Hans platzte heraus: »Wissen Sie, was die obere Tierschutzbehörde mich mal kann!?«

Er bekam eine letzte Frist, die Tiere artgerecht zu führen oder an einen Zoo abzugeben. Hans aber machte etwas völlig anderes. Er organisierte eine weitere Party unter dem Motto »Leder, Lack und Luden«. Die Gäste sollten promisk sein, edel und sexy, und sich gehen lassen können. Unter dem Einfluss von Drogen und Alkohol geriet die Party außer Kontrolle. Völlig betrunken schlug Hans vor, aufs Dach zu gehen, zu den Flamingos.

»Fliegen die?«, fragte einer der Gäste.

Hans nickte und grinste. »Klar fliegen die.« Hans animierte die zugekoksten und betrunkenen Gäste, sie doch ruhig mal fliegen zu lassen. Er nahm selbst einen an den Flügeln und hob ihn über die Balustrade.

»Du bist frei!«, johlte einer der Gäste und warf den ersten Vogel. Alle lachten und brüllten wie entfesselt und griffen sich den nächsten Flamingo. Hans sah zu, bis alle Flamingos »geflogen« waren. Da die Flamingos aber nicht wirklich fliegen konnten, klatschten sie in den Garten und verendeten dort.

Ein paar Tage später schob Hans die Tierleichen in einen großen Müllsack und warf sie mit ein paar Backsteinen beschwert in den See.

Hannahs trübe Perspektiven: Hans's way, or the Highway

»Seitdem ich ihn verlassen habe, werde ich gefoltert«, erzählte Hannah ihren Eltern. Sie saß in der Küche. Nina und Nino spielten auf dem Boden. Ihr Vater, selbst im Ausdruck eiskalt, hörte wortlos zu. Ihre Mutter machte den Abwasch.

»Er hat mir nie gutgetan. Ständig habe ich ihn retten wollen. Er hat mich sogar vermöbelt – in der Öffentlichkeit. Hätte mir fast den Kiefer gebrochen! Ich habe überhaupt keine Minute was von ihm gehabt. Ich war total abhängig. Hab nie die Chance gesehen, da rauszukommen. Die Probleme wurden immer größer. Ich bin zweimal zum Scheidungsanwalt – und hab es nicht durchgezogen. Aus Angst, nicht zu wissen wohin.«

Hannah versuchte zu verstehen, warum sie in der Ehe und auch jetzt noch wie gefangen war. »Warum konnte ich vor Jahren nicht akzeptieren, dass diese Beziehung eine Totgeburt war?«

Hannah grübelte lange darüber nach, statt das Gegebene zu akzeptieren. Durch das Verstehenwollen lenkt man sich vom Schmerz ab. Verarbeitung ist einseitig, wenn sie bloß rational abläuft: Der Schmerz will gefühlt und durchlitten werden. Auf der rationalen Ebene kommt man bei Narzissten nicht weiter. Hannah hatte es immer nur verstehen wollen, anders hätte sie es nicht aushalten können. Es wäre zu schmerzhaft gewesen, Teil einer gescheiterten Ehe zu sein.

Erst Jahre nach der Trennung, während eines Sommerurlaubs in Namibia, mitten in der Wildnis, allein und fern jeder Zivilisation, kam ihr in den Sinn: Ich will es nicht mehr verstehen. Ich möchte wahrnehmen, wie es mir wehtut. Dann konnte der Schmerz endlich enden. Hannah hatte jahrelang versucht, Hans' narzisstische Seite zu verstehen. Mit der neuen Erkenntnis hätte sie sich Jahre des Grübelns sparen können. Tatsächlich haben heute immer weniger Frauen noch Bock darauf, über so etwas nachzudenken. Die moderne Devise zum Schutz in der Phase der Ablösung ist: akzeptieren und mehr Verständnis für sich selbst entwickeln.

Der kleine Transporter der oberen Tierschutzbehörde kam pünktlich um sieben Uhr morgens. Der brummige Beamte, eine Tierärztin und der Direktor des Zoos stiegen aus, gingen zur Villa und klingelten. Hans öffnete schlaftrunken. »Ja?«

»Wir holen die Tiere ab.«

»Welche Tiere?«

»Ihre Flamingos.«

»Ich habe keine Flamingos.«

Der Zoodirektor und die Tierärztin schauten den Beamten fragend an. Wie zum Beweis klappte der seine Kladde auf und zog ein Formular. »Doch, Sie haben sechs Flamingos.«

Hans: »Ich hatte *nie* irgendwelche Flamingos!«

Lügen vor Gericht

Als der Sorgerechtsstreit um die Kinder anrollte, ging es Hannah besonders schlecht. Nino war gerade sechs Jahre alt geworden und Nina knapp zwei. Hans klagte, und die Kinder sollten also nun ganz zum Vater. Wirklich? Ja. So passiert es laufend in Deutschland. Es wird um das Sorgerecht von Kleinkindern gestritten. Die vom Gericht beauftragte Familiengutachterin war jung und wirkte moralisch rückwärtsgewandt: Alleinstehende, berufstätige Frauen konnten sich unmöglich um zwei Minderjährige kümmern, hatte sie doch selbst keine Kinder und wusste, wie stressig bereits ein Single-Leben war. Jüngst besuchte sie ein Fortbildungsseminar über Väter. Dort lernte sie, Väter hatten auch ein Recht auf Umgang mit ihren Kindern. Hannah hätte nicht zweihundert Kilometer zu ihren Eltern wegziehen und die Kinder auf diese Weise dem Vater entziehen dürfen. Hannahs Notlage, dass deren Heim nur noch eine Partyhöhle war, in der weder sie noch die Kinder Ruhe fanden, zog bei der Gutachterin nicht. Ging sie doch selbst noch auf Partys – und feiern könne man ja wohl niemandem verbieten.

Der Gerichtstermin, bei dem es um den Beschluss über das alleinige Sorgerecht ging, rückte näher. Hans lebte mittlerweile mit einer deutlich jüngeren Frau zusammen und bot den Kindern allerlei Zuwendungen. Er hätte viel Zeit für die Kinder, hätte für die Kinder eine Viertagewoche durchgesetzt. Ihre Kinderzimmer waren prächtig eingerichtet. Der Familiengutachterin gefiel das alles. Wäre es doch besser, den Kindern eine einigermaßen stabile Elternschaft zu bieten in ihrem ursprünglichen Umfeld als ein Leben bei der psychisch angeknacksten Kindsmutter.

Hans' Anwälte zeichneten ein fragiles Bild von Hannah: still, introvertiert, passiv, abhängig und ängstlich. Nicht belastbar. Mit ungewisser Zukunft. Hannah versuchte, in der Argumentationswelle, die sie traf, Oberwasser zu bekommen. Für den Versuch, sich selbst und die Kinder zu retten, erntete sie immer mehr Missachtung – von allen, die sie im gesamten Verfahren traf. Verachtung auf der ganzen Linie. Wie konnte das sein? Sie war, unwissend und unvorbereitet, in eine Schlangengrube voller Narzissten geraten.

Die Vorsitzende Richterin im Verfahren kannte das Störungsbild des Narzissmus nur oberflächlich. Für sie galt: Alle sind gleichermaßen beteiligt, und Schuld ist immer paritätisch verteilt. »Auf jeden Topf passt immer nur ein Deckel!«, wusste sie – und war ahnungslos für die Dreistigkeiten und die Lügengebilde, die ihr von Anwälten und sogar von den Gutachtern untergeschoben wurden. Der Richterin war auch gleich aufgefallen, dass Hannah im Verfahren immer etwas zu nervös und emotional so abgeschnitten rüberkam. Sie wirkte psychisch nicht sehr zugänglich, irgendwie in sich gekehrt. Hannah war unter höchster innerer Anspannung und nahezu nur damit befasst, die eigene Fassung zu halten. Aus Angst, ihre Kinder zu verlieren, war sie dauerhaft dissoziiert – während Hans rhetorisch geschliffen von seinem Leiden als verlassener Vater berichtete, der perfide von seiner Frau hintergangen worden war.

Die vom Jugendamt bestellte Erziehungsbeiständin hielt sich selbst für sehr kompetent. Sie interessierte sich für die Stärkung der Rechte des Kindsvaters. Kinder brauchen ihren Vater, und Väter brauchen auch ihre Kinder. »Selbst wenn dieser missbräuchlich mit ihnen umging?«, fragte Hannah. Daraufhin explodierte der Anwalt von Hans und verfasste einen zehnseitigen Schriftsatz, die Verfahrensgegnerin möge ihre rufschädigenden Fantasien im Zaum halten – sei sie doch selbst psychisch allzu auffällig!

Hannah setzte sich auf Drängen ihrer Anwältin zur Wehr und legte Beschwerde ein beim Jugendamt. Tatsächlich wurde die Verfahrensbeiständin abgezogen und ein männlicher Beistand zugewiesen, der viel mehr Hannahs Perspektive vertrat und dem Gericht mitteilte, wie gut sich Hannah als Alleinstehende um die Kinder kümmerte.

Bald wurde dieser von Hans in einem anhängenden Verfahren verklagt. Der neue Verfahrensbeistand sei für die Aufgabe weder ausreichend qualifiziert noch menschlich geeignet. Dafür führte Hans seitenweise Beweise auf, die er nach Beauftragung eines Detektivs über ihn herausfand. Der Beistand sei ein freischaffender Künstler, lebe in einer Kommune und sei ausgebildeter Tangolehrer. Das Jugendamt war sich sicher, seinen besten Mann geschickt zu haben. Aber ohne Zertifikat flog ihnen ihr bester Mann um die Ohren. Daraufhin gab es vom Jugendamt keinen Beistand mehr. Die alte Akte dort wurde geschlossen und eine neue eröffnet. Von der Einrichtung eines neuen Beistandes wurde Abstand genommen.

Hans klagte erneut auf Inobhutnahme der Kinder wegen Kindeswohlgefährdung. Hannah habe die Kinder an den Haaren die Treppe heruntergezogen und in den Keller gesperrt. Daraufhin holte das Jugendamt die Kinder und befragte Nino erneut im Kiosk einer Tankstelle zu den Vorwürfen. Er wurde von einer fremden Frau befragt, die die Kinder nicht kannten. Weil Nino sagte, dass er zum Papa wolle, weil es da mehr Spielzeug gibt, und weil auf die erneut drängende Frage der Jugendamt-Mitarbeiterin, ob die Mama ihn an den Haaren gezogen hätte, er mit Tränen in den Augen stumm nickte, sah Hannah ihre Kinder nicht mehr wieder. Es kam zur sofortigen Inobhutnahme von Nino nach dieser ungeprüften Falschaussage. Nina wurde ein paar Wochen später auch abgeholt. Hans hatte Nino zuvor suggeriert, dass Mama ihn an den Haaren zog, wenn er unartig war. Das sei schließlich die Wahrheit, und das müsse gesagt werden. Aber es war gelogen.

Das klingt nach Mittelalter? Ist es nicht. Die sogenannte »Hammer-Studie«[14] zur aktuellen Lage des Familienrechts in Deutschland, veröffentlicht im Frühjahr 2022 durch Dr. Wolfgang Hammer, spricht erschreckende Bände. Die Studie belegt, wie das Kindeswohl durch fehlbegründete Inobhutnahmen, durch zu lange Verfahren, durch unzumutbare, unprofessionelle, unstandardisierte, nicht videoprotokollierte und traumatisierende Kindesbefragungen verletzt wird. Leider wird die Studie selbst gern von eben jenen diskreditiert, die es betrifft. Die Wahrheit ist nicht immer die, die man sich wünscht.

Die Studie führt auch auf, wie ein scheinbares »Elternrecht« vor einem angenommenen »Kinderrecht« gelte. Beides aber gibt es als Gesetz nicht! Es gibt nur das gesetzlich normierte Kindeswohl. Das »Recht der Väter auf ihre Kinder« ist die Erfindung einer kleinen und sehr aktiven Väter-Lobby, so die Studie. Ich würde von denen gern mal die biologische Grundlage kennen, die begründet, Kleinkinder von ihren Müttern zu trennen.

Weiter bestätigt die Studie, dass es zu dramatischen Änderungen der Lebensumstände der Kinder durch einschneidende Anordnungen ohne Gefahr in Verzug kommt. Das ist für Kinder traumatisierend. Auch deckt die Studie auf, wie es haufenweise zu Möglichkeiten der Präjudizierung durch Absprachen der Verfahrensbeteiligten kommt, die dann das Urteil beeinflussen. Das Kernproblem ist laut Studie die ungenügende Aus- und Weiterbildung von Familienrichter*innen bezüglich kinderpsychologischer, familiärer Dynamiken und Gutachten. So weit einige der Ergebnisse aus der Studie. Zur Vertiefung bitte dort nachlesen und staunen!

Auf, auf! Lasst uns die Kinder schlachten!

Hans' Anwalt trat mit gestählter Brust in die Schlacht, bestärkt durch das Narrativ, sich mit voller Wucht gegen die Gegnerschaft der allein lebenden Hannah zu stemmen. Die Kinder lebten nun beim hauptsächlich die Kinder betreuenden Vater, und damit sei Hannahs Recht verwirkt. Dass diese Situation aufgrund der gezielt lancierten Falschaussage von Hans und der Suggestivfrage der Mitarbeiter des Jugendamtes erst geschaffen wurde, interessierte das Gericht an dieser Stelle nicht mehr.

Die junge Richterin riet Hannah, die Kinder nicht mehr festzuhalten und nicht mehr anzuschreien. Hans versuchte weiter, auf penetrante Art, die Richterin auf seine Seite zu zerren. Es wurde vonseiten der Elternberatungsstelle diskutiert, dass man Hannah »zutraute«, Gewalt auf die Kinder auszuüben. Nur, was genau meinte man mit dem Begriff »zutrauen«? Das blieb unklar. Gewalt kann man prinzipiell jedem zutrauen. Hier wurde etwas erfunden, ein Vorurteil gegen Hannah, das anschließend instrumentalisiert wurde. Es erschien Hannah wie ein Witz: dreist, so etwas zu behaupten.

Die Richterin entkräftigte etwas das negative Narrativ des Kindsvaters und notierte, die Kinder sollten probeweise zurück. Das Jugendamt bestand darauf, dass die Kinder beim Vater blieben. Nur unter der Einführung eines Schutzkonzeptes sollten die Kinder zur Mutter zurück. Das Schutzkonzept, referierte der Mitarbeiter des Jugendamtes stolz, sei ein Pilotprojekt. Es muss sein, haben doch die Kinder jahrelang Missbrauch durch die Mutter erlitten, fuhr er fort. Daraufhin sei die Richterin nervös geworden und habe die Sitzung unterbrochen. Irgendwie hatte Hannah den Eindruck, die Richterin konnte da gerade nichts entscheiden.

Es wollte das Schicksal, dass die Richterin nach dem ersten Termin in den Urlaub fuhr und ihr erster Beschluss vage blieb. Das Jugendamt würde in dieser Machtlücke die Entscheidung übernehmen. Es entsprach der Doktrin, dass die Kinder nun vorrangig beim Vater blieben.

Bis zum nächsten Termin befeuerte voller Verachtung Hans' Anwalt in einem weiteren Schreiben den Konflikt. Er gab darin zum Besten, dass Hannah lediglich »symbiontisch« an ihren Kindern hänge, wie eine »Kindesbesitzerin« agiere und ihre »Verfügungsgewalt« ausübe. In dieselbe Richtung äußerte sich dann die Sachverständige, die junge Psychiaterin, vor Gericht, die bemüht selbstbeherrscht aus ihrem Gutachten vortrug. Es war erst ihr zehntes Gutachten dieser Art. Die Komplexität des Falles hatte sie noch nicht ganz durchdrungen. Die Vorwürfe konnten zwar nicht durch die Beobachtung des Krisendienstes, der Hannah und die Kinder mehrmals besucht und beobachtet hatte, erhärtet werden. Dennoch bekundete die Psychiaterin eine Auffälligkeit in der Bindungsgestaltung zu den Kindern.

Freunde von Hannah schickten eidesstattliche Erklärungen, dass Hannah liebevoll als Mutter sei. Doch das gewichtete niemand. Dafür setzte sich die Bombardierung durch Hans ohne Pause fort, was bereitwillig notiert wurde. Dass Hannah nicht mehr zur Beratungsstelle gehen wolle, erwähnte die Psychiaterin kritisch. Das passte Hans, er nickte zustimmend.

Hannah saß in der Gerichtsverhandlung, hörte scheinbar zu, doch sie ließ sich von ihren eigenen Gedanken entführen. Sie wandte ihren Blick nach innen, dachte über sich nach. Was passiert hier gerade mit ihr? Für Hannah war ihr Vermeidungsverhalten ein Schutz, denn die Situationen in der Beratungsstelle waren immer durch Hans inszeniert. Hannah sah rüber zu Hans. Sie hatte den Eindruck, dass Hans es genoss, sie anzugehen. Hans freute sich, Hannah zu schaden. Weinte Hannah, ließ Hans das immer kalt. Er hatte sie nie in den Arm genommen, wenn sie geweint hatte. Es hatte ihn sogar angeekelt. Er verachtete Tränen.

Hannah spürte ihrerseits auch Verachtung – gegen Hans und das Jugendamt. Sie sah sich die Personen an, die das Jugendamt darstellten und hier saßen. Sie waren alle keine neutralen Ansprechpartner für sie. Die ganzen Vorwürfe, die von Hans auf sie einprasselten, verzerrten die Fakten.

Hannah hatte Fehler gemacht. Dennoch vermutete sie, dass der Hass von Hans auf eine ganz alte Geschichte zurückging. Die hier natürlich nie auf den Tisch kam. Kurz nach der Entbindung von Nino hatte sie in einem Onlineforum anonym verächtlich über Hans geschrieben. Hatte geschrieben, welche Angst und welchen Ekel sie vor Hans spürte – nichts Ungewöhnliches für eine Wöchnerin, da kann es schon heftige, auch abschätzige Affekte gegen den Vater des Kindes geben. Hans hatte ihr kurz darauf gesagt, er habe alles gelesen. Er hatte wortwörtlich aus dem Forum zitiert. Er hatte sich ohne Hannahs Wissen eingeloggt und sie ausspioniert – für Hannah ein Verrat. Ihr Vertrauen in Hans und ihr Sicherheitsgefühl waren wieder zerstört worden. Hans legitimierte seinen Terror, indem er Hannah als noch viel grausamer darstellte.

Die Gutachterin gewichtete ihren Sachverstand auf die Impulsentscheidung der Kindesmutter, die Kinder zu sich zu nehmen, und verharmloste die Vorgeschichte, die sie dazu getrieben hatte. Die Gutachterin hatte faktisch auch keine Kenntnis über die Vorgeschichte. Niemanden interessierte die Vorgeschichte. Dafür berichtete die Gutachterin von Hannahs aktuellen Panikanfällen, ihren schlaflosen Nächten und ihrer hohen Anspannung, was sie indirekt als instabile Mutter ausweise. Die Gutachterin berichtete schließlich von den intakten Lebensumständen des Vaters in neuer Partnerschaft und stellte das gewohnte Umfeld der Kinder heraus.

Hannahs Anwältin warf sich unerwartet in die Schlacht: »Was weiß denn die junge Sachverständige da vom Leben!« Das irritierte die Richterin, die sich über diese Bemerkung gekränkt und angegriffen fühlte. Schließlich hatte sie die Gutachterin bestellt.

Niemand bemerkte den verunsicherten Blick der Gutachterin zu Hans, der ihr durch ein väterliches Nicken den anerkennenden Zuspruch schenkte. Eine Anerkennung, die sie brauchte, wie die Luft zum Atmen. Hans hatte das wackelige Selbstwertgefühl der Gutachterin sofort erkannt und sie durch seine Schmeicheleien für sich gewonnen.

Zeugen wurden nicht gehört. Auch nicht solche, die Hannahs Version der Wahrheit stärkten. Weder solche, die die unmöglichen Zustände in Hans' Privatleben schilderten, die er hinter einer perfekten Fassade verbarg, noch solche, die Hannahs Mutterschaft in der stabilen Entwicklung der Kinder befürworteten. Mütter waren heute austauschbar.

Es schien die bessere Entscheidung zu sein, glaubte am Ende des Prozesses auch die Richterin. Drei lange Jahre waren vergangen.

Hannah sollte vermutlich lieber einen Termin bei einem Psychiater machen, riet sie. Als Hannah an diesem Nachmittag völlig verstört nach Hause fuhr, hatte sie jede Hoffnung verloren, ihre Kinder je wiederzusehen.

Verachtungsorgie im Gerichtssaal

Denkvermögen und Sprachvermögen werden häufig vor Gericht ausgeschaltet. Das gilt vor allem für die Streitenden. Aber nicht nur für sie. Vorformulierte Formulierungen liegen den Richtenden für ihre Urteilssprechungen als Stütze vor. Muster und Vorlagen, oftmals im Vorfeld eingeübt, werden von Anwälten abgespult. Dabei schwingt sich ein Richter oder eine Richterin mal parteiisch auf die eine oder andere Seite. Man *meint*, jemand sei schuld. Man weiß nicht, ob sich jemand schuldhaft verhielt. Was sich der Beklagte da erlaubte, sei schon ungehörig. Damit komme man hier nicht durch.

In Straf- oder Zivilprozessen kennt man die Strategien der »Konfliktverteidigung«. Diese disruptive Strategie zerstört und missbraucht das an sich Gute einer Gerichtsbarkeit. Diese Unart infiltriert auch die Familienprozesse und muss angesprochen werden. Im Spannungsfeld zwischen Für und Wider zerreiben sich alle Beteiligten, oft auch durch das Agieren aller.

Nicht wenige Richterpersönlichkeiten nutzen durch wenige Autoren vorgefasste Vorgaben (in juristischen Lehrbüchern), und andere trauen sich zu, ohne abzuschreiben, Beschlüsse zu verfassen. Die Mustersammlung ist sogar online nutzbar, mit einsetzbarem Emblem des jeweiligen Gerichtes. Es gibt natürlich auch bei Richtern unsichere Persönlichkeiten.

Die Inszenierung der Vorsitzenden soll in Verfahren genutzt werden. Man gibt Seriosität vor, hat sie aber ebenso wenig wie den Sachverstand. Durch die Richterausbildung in Deutschland bilden sich gewisse Traditionen, in denen ein offener, selbstgefälliger

Narzissmus gelebt wird. Aus einer juristischen Fortbildung, an der meine liebe Frau Carlota teilnahm, schnappte ich auf: »Nicht jeder Vorsitzende überschaut in der Hitze des Gefechtes alle Feinheiten einschlägiger Vorschriften.«

Prozessgegner müssen mit Angriffen durch die Richter oder durch die Gegenseite rechnen. Für Anwälte ist die Handlungskompetenz häufig nur die Reaktion auf einen von der Gegnerschaft gesetzten Druck. Wer auf Knopf A drückt, reagiert und drückt auf Knopf B. Wer sich an Formulare und Vorgaben hält, bleibt an der Vorlage und handelt nach Schema F. Dient man damit wirklich dem Prozess oder nur dem Formular? Die Frage ist: Wer drückt wie auf den Knopf, der dann den Prozess zerstört? Werden immer wieder neue Anträge gestellt? Kommt es immer wieder zu Klagen?

Wer andere mit Klageverfahren überzieht, nur um recht zu bekommen, missbraucht das System. Das sollte eigentlich von der Justiz und den Amtsrichtern erkannt werden, so wie es in der Prozessordnung steht. Aber dennoch gibt es immer wieder Fälle, in denen der narzisstische Part immer wieder neu ausholt – und gewährt bekommt zu klagen. Wer in der Schlacht ist, kann sich mitreißen lassen. Auch Anwälte handeln dann häufig nur aus Notwehr und produzieren Kosten zulasten der eigenen Mandantschaft. Die Justiz erkennt nicht immer den Sachverhalt, und der Narzisst, der auf sein Recht pocht, kann fröhlich klagen.

Eine meiner Klientinnen, die sich längst keinen eigenen Anwalt mehr leisten kann, weil sie pleite ist, hat den Dreh raus. Die regelmäßigen Klageverfahren verhandelt sie mittlerweile selbst. Es sind Nichtigkeiten und Absurditäten, für die sie regelmäßig vor Gericht gezerrt wird. Und sie gewinnt.

Es gewinnt immer die Partei, die überzeugende Beweise liefert, wie in diesem Fall. Entgegen der Aussage des Vaters kümmert sich die Mutter um alles und beschimpft, haut oder tritt ihre Kinder nicht. Nur weil der Teenagersohn meiner Klientin gegen den Vater aussagte und bestätigte, dass der Vater selbst inszenierte, was er der Mutter vorwarf, wendete sich das Blatt.

Daraus lässt sich eine Regel ableiten: Nur wenn durch detailreiche Aussagen der (glaubhaften, nicht zu kleinen) Kinder klar ist, dass der vorgeworfene Sachverhalt genau anders ist, als durch den Klagenden dargestellt, wird man gewinnen. Es macht einen sprachlos, wie dreist und verachtend manche narzisstisch aufgeblasenen Klagenden sind.

Lösungsansätze für eine faire Rechtspraxis

Alle Beteiligten sollten sich fragen: Geht es hier wirklich um das Verfahren oder um die Demonstration dessen, wer der Herr im Haus ist? Sind wir noch am Fall oder bereits im Verfahrenssumpf? Geht es um eine bestimmte Tendenz und Absicht, die sich in Denken und Handeln der Richtenden zeigt? Soll mehr der einen oder mehr der anderen Ideologie gefolgt werden?

Sind wir als Beteiligte des Verfahrens wirklich an der Wahrheit interessiert? Werden wirklich die Fakten oder nur ein behauptetes Narrativ verhandelt (als zentraler Teil der narzisstischen Projektion, dem alle ungeprüft folgen), was nur dem manipulativ Handelnden nutzt?

Wird nach gültigem Recht gesprochen, oder hängen die Richtenden oder die Anwälte noch der alten Rechtsprechung an?

Wird der Darlegung des komplexen Falles wenig Raum gegeben durch den Vorsitzenden? Wird vertröstet statt angehört? Man beachte das *benching*[15], das Auf-die-lange-Bank-Schieben, bis es hinten runterfällt.

Gezielte Desinformation als Manipulationsstrategie ist eine häufig genutzte Strategie narzisstischer Personen im Familiengericht. Wer die falsche Story stehen lässt, begeht vor Gericht einen Kardinalfehler.[16]

Janusköpfigkeit vor Gericht: Suggestion wirkt

Die klassischen Beanstandungsphänomene, Suggestion und Wiederholung, werden in deutschen Gerichten zu stark toleriert. Leider läuft es nicht wie in den amerikanischen Anwaltsserien: »Einspruch! Suggestivfrage!« Die deutsche Realität ist anders. Ein Grund mehr, warum es dabei immer die bereits Verletzten trifft und die Narzissten empört.

Regelhaft kommt es vor Gericht zur befürchteten Retraumatisierung, wenn das grausame Material wieder aus der Erinnerung geholt und vor allen Anwesenden ausgebreitet werden muss – zur Beweisanhörung. Nicht jede und nicht jeder ist daher bereit oder in der Lage, von der durchgemachten Hölle auf Erden zu berichten. Hat man sich aber geöffnet und teilweise oder ganz vom Unfassbaren berichtet, wird man sogleich abfällig und verachtend von der Gegnerschaft bearbeitet. Immer direkt in die offene Wunde hinein – toleriert von den Augen der Richterschaft. Warum muss das immer noch sein? Schützen Sie sich vor diesen zum Verfahren gehörenden Suggestivangriffen, indem Sie sich darüber bewusst werden, dass es zur Methode gehört, die Gegnerschaft zu deklassieren. Opferschutz funktioniert noch nicht wirklich in deutschen Gerichtssälen, vor allem noch nicht im Familiengericht.

Man sollte sich also nicht darauf verlassen, dass der Vorsitzende Richter oder der eigene Anwalt erkennt, wenn mit suggestiven Strategien Sachverhalte unterstellt, verdreht oder verharmlost werden. Dann sollte man einschreiten. Häufig retten sich diejenigen, die gern mit Suggestionen arbeiten und auffliegen, mit einem einfachen Trick, den man mit aufdecken muss! Deren rettende Antwort ist: Man wolle ja nur die Suggestibilität der Zeugin prüfen. Suggestion ist unzulässig, aber nur zu testen, ob jemand suggestibel ist, nicht. Wer der Suggestion widersteht, also die nahegelegten (falschen) Informationen nicht übernimmt, gilt als glaubwürdiger. Wer auf

Suggestionen reinfällt und damit als suggestibel vor Gericht vorgeführt wird, ist als Zeuge verbrannt. Nicht aber im Fall von Hannah.

»Wie hat die Mama dir an den Haaren gezogen?«, war eine Suggestivfrage. Nino, unter Druck, ergänzte die Suggestion, um nicht als Lügner dazustehen, und griff sich in die Haare.

»Sag die Wahrheit!«, hörte er seinen Vater noch sagen. Nur, was ist für ein Kind die Wahrheit? Kinder sind hochsuggestibel und werden dennoch als Zeugen gehört. Gerade jüngere Kinder und intellektuell schwächer begabte Personen geben Informationen wieder, obschon sie wissen, dass diese Aussage nicht mit dem tatsächlichen Ablauf des Geschehens übereinstimmt.[17]

Das benutzen extreme Narzissten reuelos in ihrem großen Suggestionstheater vor Gericht. Hier zeigen sie ihre Januskopfigkeit. Auf dieser Bühne können sie sich endlich als Opfer darstellen und ihr Leid dramatisierend vortragen.

Die wahren Opfer des narzisstischen Terrors sollten daher immer einen möglichst kühlen Kopf bewahren und entspannt, aber sehr konsequent auf das Theater des Narzissten vor Gericht reagieren. Jeder Ort ist ein guter Ort, um narzisstischen Missbrauch fortzusetzen und das Opfer verächtlich zu machen. Auch der Gerichtssaal ist die ideale Bühne dafür.

Gezielt eingesetzte Suggestivfragen können entscheidend sein:

- Könnte es nicht so gewesen sein ...?
- Was ist mit der Situation davor ...?
- Ich könnte mir vorstellen, dass ...
- Warum hat er das wohl getan ...?

Solche Formulierungen sind harmlos klingende Gedanken, Vorschläge, die das Argument schwächen und dem wirklichen Opfer (erneut) mehr Schuld und Verantwortung am Geschehen geben und es als unglaubwürdig demontieren. Verharmlosung und Beschwichtigung sind ähnliche Abwehrstrategien für das Unglaubliche. Wer diese Strategien nicht erkennt, verliert.

Natürlich will man auch als Anwalt und als sachverständiger Gutachter durch Suggestion die Zeugen testen, um die Wahrheit herauszuarbeiten. Aber häufig entsteht mehr Schaden als Nutzen. Denn das Ergebnis suggestiver Bearbeitung ist immer zweigeteilt. Entweder besteht der Befragte den Test und sagt die rettende Antwort: »Diese Frage ist suggestiv.« Oder der Befragte besteht den Test nicht und sagt: »Ja, so war es.«

Unterhaltsstreit unterhaltsam: Alles Narzissten hier!

Hannah und Hans trafen sich erneut in ihrem Streit um den Unterhalt vor Gericht. Hans wollte keinen Cent zahlen, schließlich habe Hannah ihn verlassen und auf allen gemeinsamen laufenden Kosten sitzen gelassen. Hans sagte, er könne nicht ausziehen oder sich wohnlich verkleinern, um Kosten zu sparen. Schließlich wolle er auch den Kindern ein Heim bieten. Die laufenden Kosten sind zu hoch. Es sei also Hannah, die ihm Unterhalt zahlen müsse. Schließlich habe sie keine Kosten durch die Kinder. Der Richter blätterte orientierend durch seine Unterlagen. Er bat um eine Pause und zog sich zurück. Konnte es wirklich sein, dass Hannah nun Unterhalt zahlen musste? So sah es das Gesetz, das die moderne Lebensrealität ganz offensichtlich nicht abbildete, denn Hannah verdiente nur einen Bruchteil von dem, was Hans bekam. Sie hatte ein Jahreseinkommen von 32.400 Euro netto. Er verdiente 204.421 Euro netto im Angestelltenverhältnis. Vermutlich grübelte der Richter und hoffte auch auf sinnvolle Vorschläge der Anwälte. Es gab nur eine Lösung: die Düsseldorfer Tabelle.

Als der Richter wiederkam und spürbar war, dass er Hannah irgendwie verschonen wollte, Unterhalt an einen Großverdiener zu zahlen, ergriff Hans instinktiv das Wort. Er wollte seine kostbare Haut retten. Mit einer Lüge.

Hans versuchte eine Suggestivfrage: »Was wäre denn dann mit den Flamingos?«

Der Richter sah Hans ratlos an. »Was denn für Flamingos?«

Hans holte tief Luft und ging zum Richtertisch. Er zückte sein Handy und zeigte dem Richter ein paar Fotos. Auf denen sah man Hans grinsend mit einem Flamingo auf dem Arm. Er sei Hobbyornithologe und halte eine Rotte Flamingos. Natürlich artgerecht. Alles abgestimmt mit der oberen Tierschutzbehörde. Es gäbe da keinerlei Beanstandungen. Hans klagte ihm sein Leid und das der Flamingos, wenn man die aufgeben müsste.

Da flippte der Richter aus und schrie Hans an: »Sollen doch die Flamingos verrecken!«

Der Richter konnte nicht anders, als sich an das Gesetz zu halten. Hannah zahlte für die Kinder Unterhalt in Höhe von knapp sechshundert Euro monatlich. Dafür weigerte sich Hans, Hannah Ehegattenunterhalt zu zahlen. Was Hannah wiederum mit einem weiteren Prozess versuchte einzuklagen – indem sich Hans ärmer rechnete, als er wirklich war – ganz ohne Flamingos.

Ich möchte die (suggestive) Frage aufwerfen, wie hoch die Wahrscheinlichkeit ist, auf narzisstische Personen in Gestalt von Richtern, Anwälten, Staatsanwälten und anderen zu treffen. Früher wie heute wird vielen immer noch geraten, den Narzissmus (die narzisstische Seite) der Gegnerschaft niemals anzusprechen und niemals zum Thema zu machen. Dabei, würde man landläufig meinen, wäre es hilfreich und sogar wichtig, Störungen im Kind-Eltern-Verhältnis ansprechen zu können. Denn wer genau versteht, wie verkorkst so ein Verhalten eines narzisstisch agierenden Streitenden in hochstrittigen Fällen ist, findet den Schuldigen. Aber das wird häufig ausgeklammert. Ein Rätsel, auch für mich, wenn ich so von der Seitenlinie zuschaue und häufig auch nur eine Partei, die der leidtragenden Ehefrau und Mutter, betreue.

Gehen wir dennoch hypothetisch und suggestiv von zwei Szenarien mit narzisstischen Spielern aus: Die Gruppe der grandiosen Narzissten sitzt hinter dem Richtertisch und an den Anwaltsplätzen. Nicht ungewöhnlich, denn Studien ergeben, dass gerade Führungskräfte deutlich narzisstische Seiten haben. Auch die ärztlichen Gutachter zählen wir mal dazu. Gehen wir weiter mal davon aus, dass sich die andere Gruppe aus selbstlosen, verdeckten Narzissten (dem sogenannten selbstaufopfernden, kommunalen Narzissmus-Typ) zusammensetzt. Das sind die Mitarbeiter des beteiligten Jugendamtes, die Umgangspfleger und Beistände.

Treffen nun diese beiden Gruppen auf vulnerable, also leicht kränkbare Narzissten, in der Rolle des gekränkten Vaters oder der verletzten Mutter, die ihre Kränkbarkeit und Impulsivität kaum kontrollieren können, was dann?

Welche komplexen Interaktionen können hier losbrechen? Erkennen sich Narzissten in ihren Qualitäten, bilden sie Allianzen. Dem mächtigen Ähnlichkeitsprinzip folgend, gesellt sich Gleiches zu Gleichem. Und so verbünden sich, unbewusst, die Kräfte. Mal für einen, mal gegen einen. Pech, wer in einem Verfahren sitzt, dessen Gegnerschaft aus einer Gruppe Narzissten besteht. Glück, wer selbst dieser Gruppe angehört. Könnte es so laufen?

Aus Befangenheit kann man schon mal aus dem Gericht fliegen, nicht aber aus Narzissmus. Warum ist das so? Die Sorge bewusster oder unbewusster, offen oder verdeckt handelnder Narzissten liegt auf der Hand. Sie wollen nicht pathologisiert werden für eine menschliche Charaktereigenschaft, die vielleicht in ihrem persönlichen Fall keine Störung ist.

Nur, was wäre, wenn doch? Was wäre, wenn sie automatisch, unbewusst, bewusst, offen oder verdeckt ihre narzisstische Seite leben? Was wäre, wenn sie dazu stehen oder es verheimlichen wollen? Was wäre, wenn Entscheidungsträger schon ihr ganzes Berufsleben lang narzisstisch agierten? Wenn sie deswegen für ihr Umfeld schwer verträglich sind? Wenn sie deswegen gern Regeln aufsetzen und bei Nichtbeachtung gern strafen? Wenn sie nicht willens sind, Empathie zu zeigen, wenn es angebracht wäre? Wenn sie glauben, unfehlbar zu sein, und dieses Anspruchsdenken zeigen? Wenn sie auf ständige Anerkennung und Bestätigung hinwirken? Wenn sie vermeiden, angegriffen und gekränkt oder kritisiert zu werden? Wenn sie sich selbst überhöhen, weil sie einem höheren Gut dienen? Wenn sie misstrauisch und paranoid werden, aus Angst vor Druck, Versagen, nicht zu genügen und verlassen zu werden?

Dieses Risiko der Selbstoffenbarung will sich kein Narzisst erlauben. Zu viel steht auf dem Spiel. Ich kann mir (durchaus suggestiv formulierend) sehr gut vorstellen, mit welcher Verachtung Narzissmus als Vorwurf abgewehrt wird – gerade von denen, die nicht daran leiden und meinen, keine Narzissten zu sein, wie so oft bei den unreflektierten Narzissten. Jeder hat eine narzisstische Seite und sollte sie kennen.

Damit schließt sich der Kreis der narzisstisch-abwehrenden Vermeidung. Denn es betrifft durchaus auch die Entscheidungsträger, die eigentlich zur Klärung des Verfahrens angetreten sind.

Vielleicht muss das Zusammentreffen im Familiengericht immer so gewertet werden, dass dort immer und direkt die klassischen Gruppen von Narzissten aufeinandertreffen.

Und sich dann ihre Schlachten liefern – narzisstischer, manipulativer Missbrauch inklusive.

Szenen (m)einer Ehe

»Also brauchen wir einen Schnelltest!«, sagte Carlota. Sie war als Familienanwältin mit diesen Schlachten befasst. »Die nur manchmal so schlimm sind«, wusste sie.

Ich dachte weiter laut nach: »Also ein Narzissten-Schnelltest vor jeder Verhandlung. Und radikale Offenheit. Jeder outet sich und legt sich fest, ob er psychiatrische Störungsbilder als real und wirksam akzeptiert.«

»Im Gerichtssaal?«, fragte Carlota.

Ich war mir unsicher.

Carlota massierte meine Schultern und sagte nachdenklich: »Ich kann mir Empathie manchmal nicht wirklich leisten.«

Ich brummte: »Aber ein Bewusstsein darüber!«

Bei so viel Suggestion, die zur Manipulation führt, stellt sich die Frage: Sollte für alle Akteure im Gerichtssaal ein Narzissmus-Test entwickelt werden? Tatsächlich fehlen Daten. Es muss also viel mehr geforscht werden, und in einem solchen Zeitalter befinden wir uns gerade in der Auseinanderdröselung des Narzissmus als menschliches Phänomen oder Modediagnose. Eine kuriose, kleine Studie[18] liefert den Beweis, wie schwer es ist, Narzissmus zu diagnostizieren. Befragt man weibliche Therapeutinnen und Psychodynamiker (tiefenpsychologisch, psychoanalytisch arbeitende Therapeuten), erkennen sie überhäufig Narzissmus in den Versuchspersonen. Befragt man männliche Verhaltenspsychologen (kognitive, stark standardorientierte, lerntheoretisch ausgebildete Kollegen), erkennen sie viel weniger Narzissmus in denselben Versuchspersonen.

Die Diagnose Narzissmus steht und fällt also auch im Auge des Betrachters! Frauen und Psychodynamiker mögen die Diagnose einfach mehr – was dem Thema Narzissmus nun keinen wahren Gefallen erweist, außer es etwas zu demontieren.

Hannahs Ich zerfällt beinahe: Verdeckter Narzissmus?

In der Flucht vor emotionalen Wunden teilt sich das Ich[19] auf. Die Schmerzen, die Ohnmacht und die Fassungslosigkeit eines emotionalen Traumas binden sich an einen emotionalen Selbstanteil, während der im Alltag funktionierende Anteil bewusst bleibt. Diese Aufspaltung dient dem psychischen Überleben. Hannahs Flucht aus ihrer Traumatisierung war nur dadurch überlebbar, dass sie sich selbst aufspaltete. Im epochemachenden Buch *Das verfolgte Selbst* wird die psychische Tatsache der anhaltenden Dissoziation aufschlussreich von den Autoren van der Hart, Nijenhuis und Steele dargelegt. Für mich ist die Aufteilung unseres emotional-psychischen Selbst in Anteile, die unterschiedliche Lebensrealitäten abspeichern und aufnehmen, die beste Erklärung (scheinbar) widersprüchlichen Verhaltens.

In ihrem neuen Lebensabschnitt ohne Hans war Hannah meist still, routiniert, ging ihrer neuen Tätigkeit in einem kleinen Verlag nach. Das Funkhaus hatte sie verlassen, ihrem Exmann Hans wollte sie nie wieder über den Weg laufen. Die Scheidung von Hans war durch, und der Abstand zu ihm und zu den Kindern wurde per Gerichtsbeschluss eingefordert.

Dann zeigte sich kurz ihr emotionaler Selbstanteil. Sie wurde plötzlich sehr nervös, hoch gespannt, kopflos, irrte im Haus der Eltern hin und her, setzte sich und stand wieder auf. Sie sah Bilder lachender Kinder in ihr aufblitzen, sah den schreienden Anwalt ihres Mannes. Dann erstarrte sie, schwitzte. Ihr Zustand, den ihr Psychiater als Panikstörung diagnostizierte, wurde nicht besser. Immer wieder geriet sie durch leichte Auslöser in Hochspannung. Als ob sie in den Zustand hineinkippte und machtlos war, aus eigener Kraft wieder rauszukommen.

Nur schlafen gehen half. Wenn sie am nächsten Morgen aufwachte, war sie wieder ganz die Alte, die den Alltag anpackte und ihre Aufgaben erledigen konnte. Dabei wirkte sie etwas emotional abgeschnitten, empathielos, arrogant und an anderen Personen desinteressiert. Sie spürte sich selbst nicht, aber sie funktionierte.

Man sagte ihr bald nach, sie verachte die Menschen, seitdem man ihr die Kinder weggenommen hatte. Aber es war keine Verachtung. Es war ihre Seele, die mit einem Hieb durch ihren »Eisenhans« zweigeteilt war.

Hannah funktionierte. Jahrelang. Als in diesen Jahren die Modediagnose Narzissmus aufkam, las Hannah hierüber ein paar Berichte und meinte, die schreiben da über ihren Hans. Hannah begann zu recherchieren und sich mit anderen darüber zu unterhalten. Ihrer Arbeitskollegin im Verlag sagte sie: »Es passt so zu meinem Ex. Das ist ein Narzisst!« Die Kollegin, die daraufhin selbst recherchierte, meinte hinter Hannahs Rücken, so wie die über ihren Exmann Schlechtes verbreite, sei typisch für verdeckten Narzissmus.

Bald diskutierten sie verächtlich hinter vorgehaltener Hand über Hannah. Das sei doch Hannah, die schlecht über ihren Ex spreche, der ja wohl zu Recht die Kinder bekommen habe. Weil sie das nicht abkönne, giftele sie jetzt rum.

Zur Info – Bärbel Wardetzkis zwanzig Kriterien des *verdeckten Narzissmus:*[20]

1. Jemand ist nach außen freundlich, zuvorkommend, liebevoll und hilfsbereit. Das wahre Gesicht zeigt sich nur zu Hause.
2. ... gibt sich gleichzeitig schüchtern und verlegen (ein Hinweis auf mangelndes Selbstwertgefühl).
3. ... kritisiert bei jeder Gelegenheit, macht andere nieder und verpackt Kritik und Beleidigungen in unterschwelligen Bemerkungen.

4. ... kann mit Kritik und Zurückweisung nicht umgehen und wehrt diese aggressiv ab.
5. ... hält sich für ein verkanntes Genie und weiß alles besser, rührt keinen Finger und delegiert die Arbeit an andere.
6. ... jammert und badet in Selbstmitleid.
7. ... inszeniert sich als Opfer, um bemitleidet zu werden.
8. ... überträgt negative Gefühle auf andere, wenn es ihm selbst schlecht geht.
9. ... lügt und täuscht Probleme oder Krankheiten vor, um Aufmerksamkeit zu bekommen.
10. ... findet die Schuld an Misserfolgen immer bei anderen.
11. ... gibt nie Fehler zu, hält sich für perfekt.
12. ... wird passiv-aggressiv und verhindert die Dinge, die nicht nach den eigenen Vorstellungen laufen.
13. ... entschuldigt sich nicht für Verletzungen in einem Konflikt.
14. ... entschuldigt sich, um bestimmte Dinge zu erreichen (Entschuldigung als Teil der Manipulationsstrategie).
15. ... lenkt und beherrscht andere Menschen durch Zuspruch und Kritik.
16. ... entwickelt keine Empathie.
17. ... hat immer recht.
18. ... ist immer neidisch oder meint, ein Anrecht auf das zu Beneidende (auch ohne Leistung) zu haben.
19. ... zeigt Anzeichen für Stimmungsschwankungen und Depressionen.
20. ... erpresst andere mit Suizid, um sie an sich zu binden.

Hannahs unterschwellige Sticheleien hätten Hans dazu animiert, immer großartiger zu dekompensieren, das heißt narzisstische Symptome immer häufiger offen zu zeigen. Das musste sich Hannah auch irgendwann von Helen, ihrer spirituellen Heilerin, anhören. Jeder schien nun jedem Narzissmus anzudichten. Für Helen lag das auf der Hand. Sie war verdeckt narzisstisch (stichelnd) und ihr Hans dominant narzisstisch (führend-grandios).

So passte also doch ein Deckel auf den Topf! Hannah erinnerte sich schmerzlich an den herablassenden Kommentar der Richterin. Hätte sie nur damals gewusst, dass es so was wie Narzissmus als Muster gibt, ja, sogar als Störung, sie hätte es vor Gericht gegen ihren Hans verwendet. Sie hätte alles versucht, ihre Kinder wiederzusehen.

Dann kam schon die innere Anspannung in ihrer Brust. Das Atmen wurde schwierig. Sie kniff die Augen zu, und ihr wurde schlecht. Kurz wurde ihr weiß vor Augen, und ihr Bewusstsein verschob sich wieder in die Dissoziation.

Selbstempathie kontra Verachtung

Hannah sagte sich: »Wie kann man denn so blöd sein!« War sie unwissend in einen Wahnsinn getappt namens »narzisstische Psychose«? War es ein narzisstisches System, das beide, Hans und sie, dekompensieren ließ? Sind beide aneinander verrückt geworden?

Hannah las viel über Empathie nach. Wie geht denn Empathie? Das ist das, was narzisstischen Menschen anscheinend fehlte. Aber Hans konnte sich schon auch einfühlen! Nur was war emotional so anders an ihm? Hannah hatte keine Antwort.

Tipp: Empathie lernen

Ein paar Tipps zur Empathie: Bevor man in eine neue Situation kommt, muss man sich erst emotional einfühlen und dann mit dem Austausch der Fakten beginnen. Man muss erspüren: In welcher Situation bin ich? Ist »empathisch« immer nett? Ist es immer angenehm mitzufühlen, mitzuempfinden? Nicht unbedingt. Empathisch ist, sich für den Standpunkt des anderen zu interessieren. Verachtung hat da keinen Platz. Wenn man anfängt zu verachten, kann man nicht mehr empathisch sein. »Wie dumm kann man sein ...!«, denkt man – und schon ist der Empathie-Chip ausgeschaltet. Wenn ich mich selbst verachte oder jemanden anderen, ist meine Empathie weg.

Um Empathie und die viel bedeutsamere *Selbstempathie* zu üben, ist es hilfreich, sich über die sechs Dimensionen des menschlichen Emotionsprofils (nach Richard Davidson) bewusst zu sein. Dieses kann hervorragend als Richtschnur herhalten.

Die Wissenschaft ist sich einig, dass es viel spezifischere Marker geben muss, um die emotionale Seite des Menschen zu entschlüsseln. Vor allem solche, die nicht durch Verhaltensbeobachtung erfasst werden, sondern subjektiv wahrnehmbar sind. Menschliche Gehirne können also weitaus mehr, als nur Fakten und Symbole auf der Hirnrinde zu verarbeiten. Der weitaus größere und ältere Bereich des menschlichen Gehirnes ist den Emotionen verschrieben. Er funktioniert auch nach anderen Gesetzmäßigkeiten.

Davidson orientiert sich an der emotionalen Funktionsweise des Gehirnes. Emotionen können wir nicht denken – wir können sie nur spüren und mehr oder weniger gut ausdrücken.

So lassen sich Menschen mit einer narzisstischen Seite knacken: über den Zugang und den Ausbau ihrer Fähigkeit zur emotionalen Wahrnehmung. Denn auch narzisstische Menschen, denen man zu wenig Empathie nachsagt, haben Zugang zu ihrem emotionalen Gehirn. Sie haben die nachgewiesene Fähigkeit, Empathie ein- oder auszuschalten, daher können sie Emotionen gezielt einsetzen. Wer Gefühle an- und ausschalten (und benutzen) kann, kann lernen, häufiger auf seine Emotionen zuzugreifen, sozusagen länger als bisher emotional und empathisch unterwegs zu sein.

Wie Marmelade an die Wand nageln?

Als Therapeut versuche ich, narzisstisch akzentuierte Menschen über ihr emotionales Gehirn zu erreichen. Eine erste Übung ist, sich vorzustellen, wie wir selbst und andere emotional ticken. Narzisstische Menschen haben den Kontakt zu ihren eigenen Emotionen fast verloren. Dabei ist die Angst vor dem Kontakt mit sich selbst die höchste aller Schwellen. Um diese Selbstphobie zu überwinden, gehe ich in der Behandlung den emotionsfokussierten, tiefenpsychologischen Weg – einerseits in der Betrachtung innerer emotionaler Regungen, andererseits in der Verbindung dieser (meist heftigen und verdrängten) Affekte mit Markern früherer biografischer Episoden. Dabei hoffe ich, wie auch der Hirnforscher Davidson nahelegt, dass der emotionale Stil nicht in Stein gemeißelt ist.

Auch wenn Narzissmusexperten berichten, dass schwer gestörte Narzissten zwischen den Therapien immer wieder zurück ins Pathologische fallen, so habe ich dennoch die Erfahrung gemacht, dass erreichbare narzisstisch betonte Menschen die Kurve durch Einsicht und Veränderung schaffen. Ein harter Weg.

Jemand sagte mal, die Behandlung schwerer Persönlichkeitsstörungen sei wie der Versuch, Marmelade an die Wand zu nageln. Ich sage: Man braucht halt viele Nägel dafür.

Dimensionen der Emotion

Betrachten wir zunächst die Dimensionen des von Davidson vorgeschlagenen Emotionsprofils. Sie finden zwischen zwei Polen auf einer Skala von eins bis zehn statt. Wir können uns selbst und andere damit viel besser einschätzen.

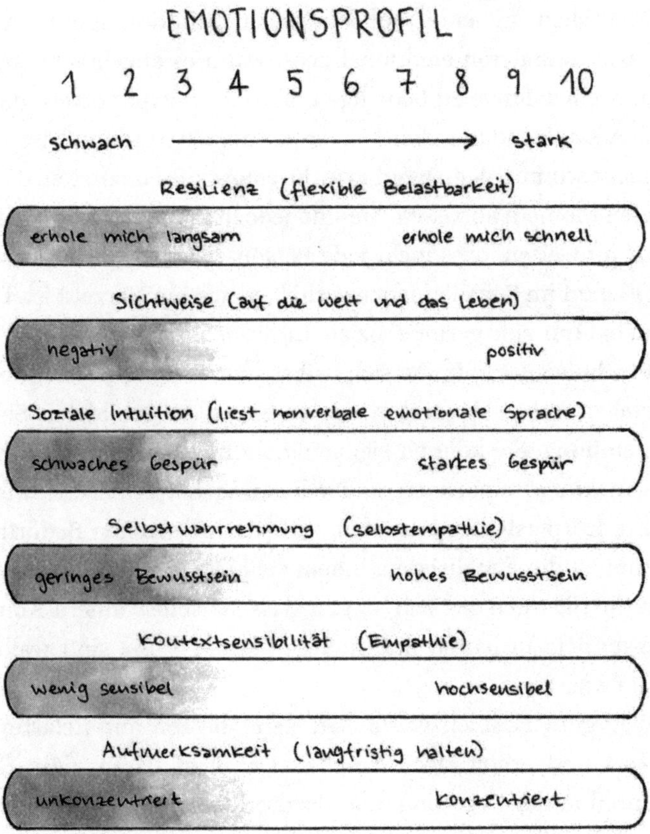

Verstehen wir unsere eigenen emotionalen Fähigkeiten, können wir uns auch die emotionalen Fähigkeiten des anderen vorstellen – ein Vorteil, wenn es darum geht, emotional vorzufühlen, bevor wir mit den kalten Fakten ankommen. Menschen, die wir möglicherweise als narzisstisch und sogar verächtlich erleben, tun sich schwer mit einer emotionalen Reaktion. Nicht selten wird Autismus mit geringer sozialer Intuition verwechselt.

Menschen mit einer hohen sozialen Intuition spüren spielerisch, wie es anderen emotional geht, wann es angebracht ist, andere mit einer Frage zu behelligen, ohne zu nerven: etwas, das im Merkmalkatalog klassischer Narzissten negativ verknüpft ist – was aber nicht stimmt, denn es gibt sie durchaus, die Narzissten, die den richtigen Moment abpassen. Sie sind jedoch seltener. Jedoch will ich hierauf hinweisen, dass nicht jede Person, die sich wie ein emotionaler Elefant im Porzellanladen verhält, gleich ein Narzisst ist. Diese Person hat nur eine geringe soziale Intuition.

Ein hohes Gespür für sich selbst und das eigene emotionale Innenleben haben diejenigen mit einer gut ausgebildeten Selbstwahrnehmung. Sie können eigene emotionale Regungen, auch die unangenehmen, einordnen und realistisch bewerten. Sie wissen, was ihre Körpersignale bedeuten, kennen ihre eigenen Bedürfnisse und können diese realisieren, indem sie hieraus Wünsche ableiten. Vermutlich kennen sie sich so gut, dass sie selbst innere Konflikte meisterlich aushalten und auflösen können. Sie sind wahrlich *selbst*-bewusst.

Wer gute Resilienzwerte hat, kann besser mit Belastungen umgehen und erholt sich schneller. Das liegt daran, dass Hirnstrukturen in der Lage sind, die Alarmgeber rasch und wirksam zu beruhigen, weil das Stirnhirn die tiefer gelegenen Amygdala-Kerne in der Schläfenhirnregion erfolgreich beruhigen kann. Menschen, deren Amygdala-Kerne unfähig sind, sich zu beruhigen, wenn es zu Stressbelastungen kommt, leiden an Ängsten und Depressionen. Umgekehrt bleiben positive und angenehme Erfahrungen in diesen Gehirnen nicht lange hängen. Gute Gefühle können also abhängig von der Aktivität der Amygdala länger oder kürzer aktiv bleiben.

In der Emotionsforschung dreht sich viel um die Aktivität der Amygdala. In ihr sind die Affekte Angst und Aggression eingespeichert. Die Amygdala ist einerseits Eingangspforte ängstlicher oder aggressiver Erfahrungen. Aber die Amygdala ist auch Ausgangspunkt für ängstliche oder aggressive Emotionen und hieran gekoppelte Denk- und Verhaltensweisen. Kurz: Wenn wir die Amygdala beherrschen, beherrschen wir wesentliche Teile unseres Emotionsstils.

Interessanterweise zünden die Amygdala-Kerne auch, wenn die Gehirnrinde sich ein negatives Urteil über die Umwelt macht (ängstliche, besorgte Gedanken) oder wenn uralte Ängste in ihr angesprochen werden, die dann ohne Beteiligung der Hirnrinde (und ohne unser Bewusstsein) Anspannungsreaktionen auslösen – bei Menschen mit geringer sozialer Intuition umso mehr. Denn sie wissen nicht, die Signale zu deuten, die komplexe wechselseitige Botschaften unter Menschen beinhalten. Sie kommen ihnen fremd und letztlich beunruhigend vor – was die Amygdala zünden lässt.

An sich hilfreiche Signale sind damit echte emotionale Überforderungen für diese Gehirne. Reflexartiges Vermeidungsverhalten ist typisch bei unangenehmen Affekten. Es verfehlt das Ziel, sinnvolle Informationen vom Gegenüber zu bekommen. Solche autistisch angehauchten Gehirne retten sich also (fälschlicherweise) durch Rückzug, wenn sie emotional überfordert werden. Vielleicht können Sie nun hier etwas Empathie für die Hirne narzisstisch begabter Menschen empfinden? Sie können sie einfach nicht – die Sache mit den Emotionen. Sie können es aber lernen. Wenn sie wollen.

Aufmerksamkeit wird durch angstähnliche Auslöser getriggert. Neugierde, Interesse für das Neue und Offenheit für neue Erfahrungen sind ihr unmittelbarer Antrieb. Die Aufmerksamkeit langfristig zu fokussieren, statt sich ständig ablenken zu lassen, ist eine emotionale Herausforderung. Hierbei geht es auch um absichtsvolles Denken. Die Absicht *(purpose)*, dass ich mich konzentrieren muss, um bei der Sache zu bleiben und meine Ziele nicht aus den Augen zu verlieren, wird mich motivieren, den Fokus zu behalten – und dann kann ich mit dem Versprechen auf Belohnung dranbleiben. Jeder braucht dieses »Flow-Gefühl«[21], um seine Ziele zu erreichen. Narzisstische Menschen wie ihre Opfer lenken sich sehr gern davon ab, die störenden Dinge anzupacken. Langfristige Ziele werden damit nicht erreicht, und der Weg wird zum Irrweg.

Mein Emotionsprofil optimieren

In der Umgestaltung des emotionalen Stiles hilft einiges: allen voran Meditation und Imagination. In der Meditation, einfach gehalten, ohne viel Schnickschnack, lernt das Gehirn, die unruhige Amygdala zu beruhigen. Innere Regungen (Gedanken, Bilder, Emotionen) und körperliche Spannungszustände werden durch die achtsame, nicht urteilende Beobachtung konsequent beruhigt. Investieren Sie eine Minute täglich: Augen schließen, den Atem beobachten, aufrecht sitzen. Lassen Sie kommen und gehen, was Ihnen in den Kopf und vor das Gesichtsfeld kommt – all diese Dinge können, wie Fische im Wasser, an Ihnen vorbeiziehen. Ihre Absicht sollte sein, eine ruhige und entspannte Haltung zu diesen Phänomenen Ihres Gehirnes zu erreichen. Dadurch beruhigt sich alles. Diese Haltung lernen Sie und nehmen sie in die Zeit zwischen den Meditationen mit – bis diese achtsame, ruhige, betrachtende und nicht urteilende Haltung Ihr Wesen, Ihre Wahrnehmung und Ihr Handeln begleitet (und Sie davor schützt, sich von Affekten, Situationen und Gedanken davonreißen zu lassen).

Die Sache mit der Aufmerksamkeit

Imagination, orientiert an neurowissenschaftlich-anatomischen Landmarken, gehört zu meinen liebsten Übungen. Sie ist eine narrativ aufbereitete Mentalstrategie, die die Neuroplastizität (Veränderbarkeit) unseres ausgewachsenen Gehirnes nutzt. Eine wunderbare Analogie, abgeleitet von unserer Hirnanatomie, ist die »Umfahrung«

unangenehmer Emotionen. Könnten wir nur die Amygdala-Kerne, an denen Angst und Aggression entstehen, im Erleben unserer Emotionen ausklammern, dann wäre das Leben um einiges leichter. Können wir es? Ja, wir können!

Drei Spieler sind aktiv, wenn wir in hohe emotionale Erregung kommen: Gehirnrinde, Amygdala und Körper. Bei Menschen, die schnell in Erregung kommen, sei es durch Stress, Angst oder Anspannung, besteht eine breite Informationsautobahn zur Amygdala, sodass diese ständig an der internen Kommunikation beteiligt ist. Normalerweise wäre hier ein Trampelpfad, und die breite Autobahn wäre die breiteste Direktverbindung zwischen Hirnrinde und Körper. Die Amygdala wäre völlig gelangweilt und würde von der Seitenlinie aus zuschauen. Sie interessiert nichts, was die anderen beiden so zu besprechen haben. Daher muss der neue Weg ein anderer sein, die Autobahn der Erregung (Angst oder Aggression) muss verlassen und der schmale Pfad der Normalität gesucht und begangen werden.

Eine übermäßige Erregung kann grundsätzlich auf drei Weisen behandelt werden: Man sagt der Amygdala, es besteht keine Gefahr (Konfrontationsarbeit), man fährt einfach an ihr vorbei (neue Verknüpfungen lernen, um Bedürfnisse zu erreichen), oder man wählt einen Mix daraus.

Hierzu diese Analogie: Im schönen bayerischen Voralpenland liegt die Kleinstadt Weilheim in einer malerischen grünen Ebene am Ausläufer der Berge. Die Dörfer sind locker um die Kreisstadt verteilt und mit Landstraßen gut verbunden. Ihren Bedürfnissen kommen die Bewohner von Weilheim nach, indem sie mit ihrem eigenen Auto von einem Dorf zum anderen fahren. Sehr ängstliche Bewohner fahren typischerweise immer einen Umweg über ein ganz furchtbares Dorf. Dieses Dorf steht für all diese unangenehmen Affekte, allen voran die Angst. Man stelle sich vor, dass man dort ständig im Stau steht wegen der ständig roten Ampel. Oder es ist furchtbar wegen der Häuser und der schmuddeligen Ecken. Es ist eng und ungemütlich. Kalt und verlassen. Gespenstisch.

Solche, die befürchten, jedes Mal in diesem furchtbaren Dorf zu landen, fahren gar nicht erst los und bleiben zu Hause. Sie vermeiden mit allen Mitteln loszufahren. Stattdessen versuchen sie, ihr Bedürfnis zurückzustellen und in Weilheim ihr Bedürfnis zu realisieren. Da sie das nicht hinbekommen, verzerren sie die Fakten und meinen, es sei ja völlig abartig, Bedürfnissen hinterherzufahren. Einige wenige fahren dann doch los und geraten regelmäßig auf den Weg zum furchtbaren Dorf, obschon sie das nicht wollen. Diejenigen, die ihnen entgegenkommen, bestätigen, dass es ganz schlimm wird, wenn man weiterfährt, dass man aber den umständlichen, schwierigen Weg nehmen muss, da es keinen anderen gibt.

Dann gibt es andere, die es raushaben zu erkennen, wo der andere, bessere Weg zum richtigen Dorf abzweigt. Diese fahren am furchtbaren Dorf vorbei, merken und spüren kurz, dass es dort ganz furchtbar ist, kommen aber unbeschwert an ihr Ziel. Je nach Bedürfnislage der Dorfbewohner, ob gedachter Wunsch (Hirnrinde) oder körperliches Bedürfnis (Körper), fahren die, die es raushaben, locker hin und her.

Es gibt Ausnahmen. Wenige fahren sehr bewusst durchs schreckliche Dorf. Einige brauchen den Schrecken, weil sie sich sonst selbst nicht spüren können. Sie haben sich mit dem Dorf vertraut gemacht und kennen sich mit den furchtbarsten Ecken dort aus. Sie haben sich daran gewöhnt, obschon sie sich quälen. Der Schrecken, das Furchtbare und das Unangenehme bereiten einigen sogar Nervenkitzel und Lust. Obschon sie sich quälen, fühlen sie sich nicht klein. Das sind echte Spezialisten, die den Stress brauchen, bis der sich abnutzt.

Ihre innere Haltung dazu ist anders, und sie finden es gar nicht mehr so schrecklich, da durchzufahren. Wiederum ganz andere merken nicht einmal, dass sie ständig durchs furchtbare Dorf fahren, und haben keine Vorstellung davon, dass es einen viel besseren Weg vorbei gibt. Finden einige von denen zufällig den besseren Weg, freuen sie sich und bleiben darauf.

Diejenigen der Glücklichen, denen der neue Weg ungewohnt und fremd vorkommt, kehren um auf den alten, weil der ihnen vertrauter ist. Auch wenn dabei viel Furchtbares passiert, der gewohnte Weg ist Tradition und definiert ihre Persönlichkeit (Identität). Sie bevorzugen Tradition statt Innovation. Trotzig verteidigen sie ihren alten Weg, obschon es einen besseren gäbe: »Ich fahre immer schon über Polling, wenn ich von Weilheim nach Wessobrunn will!«

Suchen Sie also wie die Weilheimer den richtigen Weg von Weilheim nach Wessobrunn, dann müssen Sie sich diesen förmlich selbst bauen und losfahren! Wollen Sie unbedingt nicht über Polling fahren, müssen Sie den Abzweig vorher nach Wessobrunn finden! Vielleicht ist das nicht so leicht, denn Ihr Bemühen, sich zu schützen, bindet Ihre Aufmerksamkeit so sehr auf den furchtbaren Weg nach Polling, dass Sie die Abzweigung nach Wessobrunn glatt übersehen. Vermutlich sind da Dutzende Abzweigungen, an denen Sie, ohne es zu merken, vorbeifahren!?

Oder Sie sagen »Egal!« und fahren mitten rein durch Polling und schauen sich das ganze Drama genau an! In beiden Fällen müssen Sie aber losfahren. Dort in Polling im Biergarten zu bleiben und das furchtbare Bier zu trinken bringt Sie auch nicht weiter. Und in Weilheim zu bleiben und sich zu Hause zu betrinken ist auch keine Option, falls Sie wirklich Ihr Bedürfnis realisieren wollen, ein frisches Bier im Wessobrunner Biergarten mit Ihren Freunden zu genießen!

Sich zu Hause Mut anzutrinken und betrunken oder mit geschlossenen Augen durch Polling zu fahren ist nicht die richtige Lösung! Die richtige Lösung wäre, nüchtern in Weilheim loszufahren, konzentriert den Weg nach Wessobrunn zu finden, um sich im Wessobrunner Biergarten ein frisches Bier im Kreis der Freunde zu genehmigen! Dann können Sie sich immer noch entscheiden, ob Sie in Wessobrunn länger bleiben und einem anderen Bedürfnis nachgehen: in Wessobrunn übernachten, statt sich am selben Abend auf den Weg in die altbekannten eigenen vier Wände zu machen.

Ich habe mit dieser Mentalübung bisweilen gute Erfolge bei meinen Klienten erreicht, vor allem bei narzisstisch impulsiven Personen, die schnell ängstlich, wütend, aggressiv und auch abwertend werden. Und ebenso bei jenen, die an Ängsten und heftigen Stressreaktion leiden infolge einer traumatischen Begegnung mit einem destruktiven, narzisstischen Menschen. Die Klienten machten die für sie erstaunliche Erfahrung, dass sie nicht in die Erregung reinrauschten, wenn sie rechtzeitig die Kurve bekamen. Wenn sie also nicht direkt nach Polling, sondern den direkten Weg nach Wessobrunn fahren wollten. Sie machten auch die Erfahrung, dass diese Übung nicht einfach kleben blieb, sondern durch Übung gefestigt werden musste. Es war anstrengend, ihr Gehirn hier neu zu verknüpfen – ein realer Vorgang, der wirklich stattfindet, wenn die Informationswege im Hirn bewusst umgelenkt werden.

Es besteht also durchaus die Möglichkeit, den Weg der Emotionen zu wählen, die Abzweigung zu finden und durch Aufmerksamkeit zu lenken, den richtigen (den besseren) Weg an der heftigen Reaktion vorbei zu finden.

So kann es auch Narzissten gehen: Statt wie üblich unempathisch und kühl die Bedürfnisse des Gegenübers wegzublinzeln, können sie lernen, über neue Gewohnheiten ihre emotionale Kompetenz zu trainieren – etwa mithilfe der Bemerkung: »Es tut mir leid, wie kann ich helfen? Ich mag dich.« So entstehen ganz andere Gespräche. Das Gegenüber fühlt sich gesehen und erkennt den (Ex-) Narzissten nicht wieder.

Das funktioniert auch, ohne sich vertiefend mit einem inneren, vermuteten oder tatsächlichen psychischen Konflikt zu befassen. Die Psychoanalyse möge es mir verzeihen. Mögen die Pollinger mir dieses Beispiel auch verzeihen – ein wunderbares, staufreies Dorf mit einem weltberühmten Kloster!

Zeit für radikale Ehrlichkeit

Hannah stand nun auch an ihrer Weggabelung. Wollte sie weiterhin immer und immer wieder in ihre nervöse Erregung hineinfahren oder eine Abzweigung finden und sich den Weg neu bauen, der sie aus ihrer emotionalen Fasszange befreien konnte?

»Warum denkt man nicht: ›Ich baue mir einfach meinen Weg, wenn es den noch nicht gibt.‹?«, fragte Helen, die spirituelle Heilerin.

Weil Hannah so wütend war auf ihren Hans, konnte sie an ihrem eigenen Weg nicht bauen. Hannah war wütend darauf, dass er so primitiv war. Wütend, dass er immer nur Sex wollte. Wütend, dass sie mit dieser Person ein wertebasiertes Leben hatte aufbauen wollen. Das heftete ihre Aufmerksamkeit fest auf Hans.

Hier wurden Werte verraten. Hans sollte sich definitiv mehr wert sein, als nur Anerkennung durch Sexualität zu bekommen. Vor allem ärgerte Hannah seine Inkonsequenz, dass er trotz besseren Wissens sein Fehlverhalten wiederholte. Und damit riskierte er seinen weiteren psychischen Zerfall, sodass es ihm immer wieder emotional schlecht ging. Sodass er noch mehr stabilisierende Anerkennung brauchte. Wie ein Drogensüchtiger, der die Dosis steigern musste. So gescheit und analytisch dachte Hannah mittlerweile als belesene Kennerin des Narzissmus über ihren Exmann.

»Wie konnte ich nur so blöd sein?«, wiederholte Hannah. Die unmittelbare Belohnung und das Schnell-Spaß-Haben waren nie Hannahs Ding gewesen. Das unterschied sie voneinander. Hans hatte also diese Schattenseite und lernte nicht aus schlechten Erfahrungen. Oder wollte nicht daraus lernen. Er war nicht bereit hinzuschauen.

Es konnte aber nicht Hannahs Aufgabe sein, ihn zu retten, ihn zu ertragen. So zog man sich selbst in den Abgrund. Als Hannah das erkannte, ärgerte sie sich und zog leicht angeekelt die Mundwinkel hoch. Hannah ärgerte sich auch über sich selbst! Darüber, dass sie es so lang nicht sah. Sie war wie Hans irgendwo anders, nur nicht bei sich. Er ließ sich von seinen Projekten ablenken, und Hannah war für ihn vermutlich auch nur eine lebendig gewordene Projektion. Hans wusste vermutlich nicht, wer Hannah wirklich war. Aber sie war die, die jetzt anfing, sich radikal zu spüren, und Hans' Art immer mehr ablehnte.

»Und das ist verdammt ehrlich«, hörte Hannah ihre spirituelle Heilerin sprechen. »Aber er kommt nicht mit der Ablehnung klar. Dann wäre es noch ehrlicher. Er verliert die Macht und gerät in einen Strudel der Verzweiflung. Er ist ein Machtmensch, der den Halt verliert.«

Helen sah Hannah empathisch an. »Es wird nun Zeit für dein *clearing,* Hannah«, sagte Helen und nahm Hannah an die Hand.

In der Clearing-Sitzung sagte Helen zu ihr die heilenden Worte. Alles, was Hannah hören wollte und nie zuvor in dieser Ehrlichkeit gehört hatte.

Verwundet: Anpassung bis zur Selbstverachtung

Das System Hans und Hannah dekompensiert psychotisch

»Ich bin *crazy* geworden«, sagte Hannah, als sie in meiner Praxis saß. Ich faltete den Entlassungsbericht auf. Diagnose: schizophreniforme Psychose, ohne Zeichen einer Schizophrenie. Stressinduzierte Psychose. Hannah war drei Wochen zuvor aus der Akutpsychiatrie entlassen worden. Sie kam poststationär dauerhaft in meine Behandlung. Sie musste noch ein paar Wochen die Psychopharmaka nehmen.

»Wie kam es dazu?«, fragte ich sie.

»Mir sind die Sicherungen geschmolzen. Ich habe es richtig gespürt. Mein Vater, eiskalt – schon mein ganzes Leben lang. Dann der Trennungskrieg mit meinem Ex. Er hat mich vernichten wollen. Ich sah überall nur Narzissten. Als ob ich in einem Nest voller Narzissten saß.«

»Paranoide Regression«, notierte ich. Gefangen im Netz der Narzissten ...

»Niemand verstand meine Not mit meinem Ex. Alle waren sich unbewusst einig, Narzissmus gäbe es gar nicht. Nur ich spürte die Folgen. Aber was ich nicht mehr erinnere: Ich muss irgendwie in der letzten Zeit mit dem Trauma in Kontakt gekommen sein. Das hat mich wieder umgehauen.«

Ich erfuhr von ihrer Arbeit mit der spirituellen Heilerin. »Ja«, sagte Hannah, »sie gab mir mit ihrem King David irgendwie den Rest. Leider.«

Hannah sollte mir im Laufe der Therapie noch konkreter von diesem mysteriösen King David berichten. Zuvor sprachen wir über ihre Lebenslüge. Über all die vielen kleinen und großen Lügen. Über toxische Männlichkeit. Über alles, denn heute konnte alles *toxic* sein. Alles konnte so unerträglich *zu viel* sein. Hans konnte so unerträglich zu viel sein. Ich spekulierte gemeinsam mit Hannah, ob es sinnvoll sein könnte, das Lügen zu lernen, wenn es einen aus dem Zuviel einer destruktiv-abhängigen Beziehung retten könnte. Hannah schüttelte den Kopf. Lügen ging für sie nicht.

Ich haftete dem Gedanken noch nach. Es wäre durchaus möglich, dass eine Notlüge retten könnte. Würde man sich dann auf das Niveau der Lügner herablassen dürfen?

Zeitgleich dekompensiert Hans

Und dann geschah etwas völlig Unerwartetes. Hannah brauchte sich mit mir keinen machiavellischen Plan mehr auszudenken. Denn das Glück schien plötzlich auf ihrer Seite mitzuspielen. Man hatte Hans gekündigt. Er schimpfte: »Alles Idioten! Der Intendant hat keine Ahnung vom Fernsehen!«

In einer offiziellen Stellungnahme vom Sender wird Hans vom Intendanten verhöhnt. Man verliere den »klügsten Mitarbeiter«. Aber es zeichnete sich ab, dass keine Zusammenarbeit mehr möglich war. Verschiedene Standpunkte zur Zukunft des Unternehmens wurden als Grund vorgehalten.

Tatsächlich wurden lange vor Hans' Kündigung die Mitarbeiter gefragt, was mit Hans los war. Viele standen nicht mehr hinter ihm. Nur Hans hatte eine völlig falsche Wahrnehmung.

»Was ist nur los mit dir?«, fragte man Hans.

»Es ist doch totaler *bullshit,* dass keiner hinter mir steht!«, wetterte Hans. Aber es nützte ihm nichts.

Zu seinen jüngsten Skandälchen gehörte, dass er auf der Betriebsfeier des Senders in aller Schamlosigkeit mit seiner sehr jungen Lebensgefährtin unübersehbar wild herumgeknutscht hatte. Es war beschämend gewesen. Alle machten sich lustig über sein naives

Liebesleben. Hans, knapp über fünfzig, und das junge Ding. »Steckte ihr die Zunge in den Rachen. Vor allen Leuten!«, sprach man hinterrücks.

Er war als Mensch peinlich. Er hatte nie das Gefühl für Menschen und Situationen. Seine Sexsucht war kein Geheimnis. Er brauchte ganz offensichtlich ständig eine Bestätigung, was für ein toller Hecht er sei.

Er konnte die Fassade, sein wertvolles Image, nur noch behelfsmäßig kitten. In seinem Bemühen, die Story des erfolgreichen Managers aufrecht zu halten, rutschte er in eine paranoide Dekompensation mit extremer narzisstischer Projektion. Hannah, die Alleinverantwortliche! Alle anderen, nur nicht er, waren verantwortlich! Es tat so weh!

Dabei hatte er als Justiziar in den letzten Monaten selbst den *bullshit* verzapft, den der Sender nun wegräumen musste: Mikromanagement, Bezichtigungen, leere Versprechungen. Er hatte seine Arbeit nicht gemacht. Die unzufriedenen Mitarbeiter hatten sich reihenweise beim Intendanten über ihn beschwert – ein einmaliges Ereignis in der Medienbranche. Nur Lügen hatte er produziert. Für den Sender wurde er damit eine tickende Zeitbombe. Daher musste man ihn loswerden.

Hans floh vor dieser Demütigung ins Darknet. Er lenkte sich mit dunklen Gestalten und kriminellen Dienstleistungen ab. Er wurde depressiv, verzweifelt – aber nicht suizidal. Denn er hielt sich weiterhin für absolut großartig. Für einen Typen, der *performen* kann.

Hans war in keinem Selbstzerstörungsmodus. Er wollte immer noch dorthin, wo es für ihn schön war. Es gab keine Chance, dass Hans Einsicht zeigte. Hans verlor die Villa, musste in ein Apartment umziehen. Er musste Kosten sparen, rutschte beinahe in die Pleite. Seine junge Lebensgefährtin verließ ihn. Einen so selbstgefälligen Typen, herzlos, aggressiv, gewaltbereit und cholerisch, brauchte sie nicht.

Hans war ganz überrascht. Diese Seite von sich kannte er gar nicht. Von wem sprach sie da? Sie habe selbstverständlich etwas Besseres verdient, sagte sie verächtlich zu Hans und ging. Diese Verachtung führte Hans zurück auf das perverse System, das ihn zerstören wollte, und zog an die französische Riviera, wo das Leben günstiger und die Selbstdarstellung möglich blieb. Dort lebte er von seinem Vermögen.

Da Hans keinen Lebensmittelpunkt mehr in Deutschland hatte, konnte er nicht mehr gewährleisten, sich um die Kinder zu kümmern. Die Kinder Nino und Nina wurden mitten im laufenden Schuljahr von der »viel zu teuren« Privatschule genommen. Völlig überraschend wurden sie aus ihrem schulischen Umfeld (zwar elitär, aber dennoch nett) gerissen. Unter Tränen schrieben sie ihrem Vater, riefen ihn an, flehten, sie auf der Schule zu lassen. Aber da sah Hans, der sonst alles irgendwie hindrehen konnte, keine Chance.

»Das ist mir auch passiert und hat mir nicht geschadet!«, kommentierte Hans zynisch verächtlich ihr Schicksal. Er hatte ihnen zuletzt noch Pferde versprochen. Aber das ging jetzt alles nicht mehr.

Als Hannah davon erfuhr, ging sie lachend ins Bett und wachte lachend wieder auf. Es tat so gut, über Hans zu lachen.

Dann kam ein anderes Gefühl: ein tieferes. Hannah freute sich darauf, ihre sehnsüchtig geliebten und so sehr vermissten Kinder bald wiederzusehen.

Aber ihr kam King David dazwischen.

Liebe und andere Lockmittel

»Der richtige Weg ist immer der schwierige«, sagte der schöne blonde David und reichte seiner Frau Helen die neuen Aufnahmeanträge für die Gemeinschaft. Das war bares Geld für sie. Davids hellblaue Augen leuchteten wie Saphire beim Anblick der Formulare, und Helen spiegelte ihr reines Lächeln darin.

Beide führten ein erfolgreiches Unternehmen für spirituelle Lebenshilfe. Sie boten Kurse und Einzelcoaching an. Da der Begriff Coaching und Therapie ungeschützt war, fanden sie hier ihr Glück. Helen war Yogalehrerin und hatte David, einen Krankenpfleger, in einem ihrer Kurse kennengelernt. Über Davids Kontakte in die Kinderklinik bot sie dort bald Kurse für junge Eltern an. Dort hatte sie Hannah kennengelernt und sie für den spirituellen Weg in ihrer neu gegründeten Gemeinschaft begeistern können. Helen war eine geschickte Menschenfängerin. Sie hatte sich damit aus einer prekären Lebenssituation herausgerettet. Sie glaubte an den spirituellen Weg, den sie gemeinsam mit ihrem David ging. Er war ein toller Mann – toll für Helens Absichten.

Männer wie David konnten großartig und unmittelbar sein, narzisstisch selbstbezogen, und dabei zuschauen, wie sie vor dem Spiegel eine Erektion bekommen. Aber das half nicht, tiefgreifende Beziehungen mit anderen Menschen einzugehen.

Helen nutzte Davids Vorzüge: Sie ließ David über Transzendenz sprechen. Über Wunden, Nähe und Schmerz. Und über den spirituellen Körper. Denn für ein sinnstiftendes Leben muss es mehr geben als nur das Sichtbare und Greifbare. An all diese Dinge glauben empathische Menschen – wodurch sie ausgenutzt werden können, selbst wenn sie nur ein wenig zu lange bleiben, weil die emotionale Show sie irgendwie anzieht. Mit fatalen Folgen.

So lief Hannah in die Fänge von Helens spiritueller Gemeinschaft.

Traumaüberlebende, die unter Verachtung und Selbstverachtung »leiden«

Es lohnt sich, wenn wir uns die Kernberg-Kriterien[10] des borderlinezerstörerischen malignen Narzissmus ansehen:

- Borderlinestruktur (instabiles Selbstbild, emotionale Labilität durch Angst vor Verlassenwerden, stark wechselhafte Ansichten: Idealisierung vs. Entwertung, Gefühl der Leere aufgrund fundamentaler existenzieller Isolation, emotionale Extremzustände mit Zerstörung und Selbstzerstörung),
- Narzissmus,
- Sadismus,
- Empathiemangel,
- Psychopathie.

Immer mehr Hinweise sammelt die Wissenschaft, dass Borderlinemuster und damit auch vermutlich andere schwere Persönlichkeitsstörungen wie die narzisstische auch Traumafolgestörungen[22] sind. Darin gibt es Abstufungen bis zur Ausbildung des vollen Krankheitsbildes der kPTBS (komplexe Traumafolgestörung). So wurde in der neuen Krankheitsklassifikation ICD-11 der WHO die Diagnose Borderlinestörung zwar in Borderlinemuster umbenannt, aber beibehalten. Herrscht in extremen Fällen ein stark instabiles Selbstbild mit negativen, selbstabwertenden Anteilen, können diese auch zu selbstverachtenden Tendenzen werden. Wir haben es bei den Persönlichkeitsstörungen in abgestufter Weise auch mit Traumaüberlebenden zu tun.

King David: Borderlinestruktur im Narzissmus

Die Überzeugung, dass das Leben keinen Wert hatte und sinnlos war, erschütterte David zutiefst. Seinen Psychiater strafte er mit chronischer Abwertung, und sich selbst gegenüber war er gleichermaßen abwertend. Obschon David bereits so viel erreicht hatte und in der spirituellen Szene ein wenig berühmt war, verachtete er sich und andere. Es wurmte ihn, dass er noch nicht so bekannt wie andere war.

David wusste, er konnte noch viel berühmter werden, wenn er an der Seite von seiner Helen die großartige Verwirklichung seines Selbst suchte.

David fand in seiner Ehefrau Helen jemanden, die ihn trug, aber nicht wirklich brauchte. Denn sie selbst war großartig genug. Sie beide waren füreinander nur ein Geschenk. Die großartigste Liebe! Denn wer ihn, David, tatsächlich brauchte, konnte nur weniger wert sein. Also entwertete David all jene Frauen, die sich in ihn verliebten und bereit waren, ihm zu dienen. Nur eine Frau wie Helen, die für David tatsächlich unerreichbar war, vermochte ihm auf dem Weg zum Guru zu helfen.

Weil Helen ihm in seiner Überhöhung des Guru-Seins nahekam, ertrug David sie neben sich. Es gab keine großartigere Frau für David, auch wenn Helen nicht wirklich hübsch war. Umgekehrt wehrte Helen jede Annäherung eines Menschen ab. Ihre geheimnisvolle distanzierte Gestalt sollte nur einen hübschen Mann an sich binden. Und David war dieser eine hübsche Mann.

Beide würden an die Spitze des Erfolges kommen, wenn sie sich nur gegenseitig hochhielten und sich weiter so hingebungsvoll und öffentlich liebten. Wie ein archaisches und transzendentes Vorbild für all die anderen Menschen, die »wahre Liebe« nicht kannten. Würden sie sich gegenseitig verlassen, so drohten sie sich, natürlich liebevoll, sich einander damit das Leben zu nehmen. Würde einer gehen, bliebe dem anderen nur noch der Freitod, versprachen sie sich.

Tränen kamen David in die Augen, als er ein Gleichnis vor der Gemeinschaft der heutigen Seminarteilnehmer vortrug: »Herr, warum hast du mich verlassen, als ich mit dir durch die Wüste ging? Du hattest mir versprochen, mich niemals allein zu lassen. Als ich mich umsah, waren da aber nur noch meine Spuren im Sand. Hör, sagte ihm der Herr, ich habe dich nicht verlassen, in diesem Moment, da habe ich dich getragen.«

Hannah saß zwischen anderen Teilnehmern auf ihrem Meditationskissen. Was David verkündete, füllte sie auf. Es tat so gut. David lehrte *geilen Shit,* genau das, was alle hören wollten. Aber nach innen kehrte er es um, unsichtbar für jene, die neu dabei waren und sich noch einfangen ließen.

Die Gehirnwäsche, die David und Helen ihren Seminarteilnehmern anboten, war simpel und wirksam. Jene Teilnehmer, die wegen ihres schlechten Selbstwertgefühls auf der Suche nach Antworten waren, wurden persönlich *gehypt* und dann in einem zweiten Waschgang auf die Knie gezwungen.

Es waren emotionale Waschgänge. Im ersten Gang wurde gelobt und übertrieben. Man sei ein Wunder und ein Geschenk, strahle voller Liebe. David erkannte persönlich diese innere Kraft. Er liebte und erkannte die Liebe, in jedem von ihnen, auch in Hannah. »Da ist so viel Liebe in dir. Ich liebe das an dir. Ich liebe es so sehr. Ich sehe dich. Da bist du.«

Später, aus dem vor Liebe und Frieden strahlenden Blau seiner Augen heraus, kam dann das Gefühl, nicht genug zu sein. Nicht dankbar genug zu sein, für die Arbeit, die sich Helen machte. Nicht zu schätzen, was er, David, für alle tat. Man solle sich doch mehr bemühen, mehr Anstrengungen auf sich nehmen, forderte er. Nur so könne man Helen dienen. Nur so ihm huldigen, auf der Reise, die sie beide für alle in der Gemeinschaft unternahmen.

Hannah verstand nicht, wie es David gelang, ihr dieses schlechte Gefühl zu machen. Sie war ihm so nah in dieser Liebe. Von den beiden gab es immer wieder diese intermittierenden Botschaften der Liebe. Aber auch diese intermittierenden Botschaften der Verachtung. Gutes wurde genutzt, um Macht und Überhöhung durchzusetzen.

Bald wurde zum *retreat* eingeladen. »Divinität« nannten sie diesen Workshop, der über vier Tage gehen sollte. Hannah spürte, dass weder Helen noch David ihre Absage gutheißen würden. Sie meldete sich also an, zahlte die Kursgebühr und nahm sich frei.

Vor dem Kurs unterschrieb Hannah eine Schweigepflichtvereinbarung. Nichts sollte aus der Divinität an die Öffentlichkeit kommen. Alle sollten Schutz darin finden. Schutz wovor? Eine Seminarteilnehmerin zögerte und sagte ab, was Helen mitbekam. Sie passte Hannah ab, stellte sie wie eine Verbrecherin und überschüttete sie mit heißen Vorwürfen: »Ich fordere von dir absoluten Schutz. Du kannst nicht zulassen, dass Marie geht. Hol sie zurück, überzeuge sie, mit in die Divinität zu kommen. Oder willst du, dass die Gemeinschaft auseinanderbricht?«

Hannah, die stets mit ihren inneren kritischen Stimmen zu kämpfen hatte, nie gut genug zu sein, wurde von Schuldgefühlen überflutet. Statt sich zu wehren oder sich aus dem Problem herauszuhalten, das Helen hatte, unterwarf sie sich. Hannah nickte. Sie fühlte sich sogar schuldig und rechtfertigte sich. »Ich ahnte ja nicht, dass Marie unsicher war mitzukommen. Ich werde tun, was ich kann.«

Helen sah sie streng an und ging. Das riss ein tiefes Loch in Hannahs spirituellen Körper, in ihre Seele. Offenbar hatte sie einen Fehler begangen. Hatte Schwäche gezeigt. David ging grußlos an ihr vorbei. Sie war wie Luft für ihn. Verächtlich gingen die beiden plötzlich mit Hannah um. Was alles hatte sie noch falsch gemacht, um nicht mehr in den Genuss ihrer Liebe zu kommen? Wenn Helen und David sie nicht sahen, dann machte das etwas mit ihr. Dann ging es ihr schlecht.

Hannah sehnte sich nach den früheren salbungsvollen Worten, die so guttaten. Das versuchte sie auch Marie zu verklickern. Aber Marie konnte nicht. Die Kursgebühr war zu hoch. Sie hatte niemanden, der ihr das Geld leihen konnte. Wer würde sich um ihre Kinder kümmern? Hannah hörte nicht hin. Es ginge jetzt um ihre persönliche Entwicklung. Endlich in den Kontakt mit ihren Bedürfnissen zu kommen – das war doch ihre heiligste Pflicht! Hannah sprach schon wie David. Aber Marie ging.

In der Divinität wurde Hannah nichts ahnend gestellt – und vorgeführt. Wie soll das Werk von David gelingen, wenn selbst Hannah versagte? Die Gemeinschaft fragte sich, was Hannah dazu bewegt, das Gelingen zu torpedieren. War in ihr wirklich genug Liebe? Oder war da nur Hass? Hatte David sich in ihr getäuscht? Hatte Hannah sie alle getäuscht und sich ihr Vertrauen nur erschlichen? Wollte Hannah nur eine Mitreisende sein, ohne wirklich am Werk zu arbeiten?

Zwei Stunden lang war Hannah das Thema. Sie war unter verächtlichem Dauerbeschuss. Schwache Mitglieder könne die Gemeinschaft nicht vertragen. Dann wechselte Helen abrupt das Thema. Hannah wurde am ersten Tag weiter ignoriert. In ihr stiegen mehr und mehr Geister ihrer Vergangenheit auf, die sie quälten. Die Selbstabwertung war in vollem Gang – eine Mechanik, die Hannah aus ihrer Kindheit kannte und die sich bis heute, auch nach der Beziehung zu Hans, in ihr fortsetzte. Diese Ereignisse waren Wasser auf die Mühlen ihres schlechten Selbstwertgefühls, angefeuert von inneren, kritischen Stimmen, die ihr bestätigten, wertlos zu sein.

Nach außen Liebe und nach innen Angst

Durch zerstörerische Introjekte (durch Einbringungen anderer Personen in die Psyche) wie Hannahs Eltern, aber auch Hans durch seine ständigen strafenden und verächtlichen Abwertungen, glaubte Hannah tatsächlich, niemals zu genügen. Ihre eigene Wahrnehmung war ständig durch die Kommentare anderer vergiftet worden. Ihr wurde gewissermaßen durch diese erste aller Gehirnwäschen beigebracht, nicht mehr auf sich selbst zu hören. Dennoch klang diese innere Selbstabwertung wie ihre eigene Stimme.

In der Psychologie nennt sich diese Stimme, die im sehr scharf urteilenden Über-Ich angesiedelt ist, den inneren Kritiker. Das Über-Ich setzt sich aus verschiedenen Schichten zusammen, die unser innerstes Regelwerk ausmachen – aus den Verboten und Geboten, die uns Eltern beibrachten und perpetuierend einhämmerten. Unser kritisches Eltern-Ich spricht: Nein, lass das, nein, tu das nicht, das ist schlecht! Diese Ängstlichkeit stammt von den strengen und strafenden Eltern. Das ist nicht auf unserem Mist gewachsen, wird aber als zum Ich gehörend wahrgenommen.

Zu diesen sehr frühen Botschaften des Nichtdürfens gesellen sich weitere moralingetränkte Schichten, die ihren Ursprung in anderen Menschen außerhalb der Herkunftsfamilie haben. Die äußerste Schicht des Über-Ichs ist ausgekleidet durch weitere Regeln und Normen (Gesetze), die das Ich (das Selbst) fürchtet. Es strebt danach, sie zu vermeiden. Was das Über-Ich sehr gut kann: Es nötigt das Es, also unser somatisch-unbewusstes Erleben, zu einer starken Symptombildung. Oder modern ausgedrückt: Wenn die Erinnerung an das Verbotene durch unsere Hirnrinde aktiviert wird, dann fängt unser Angst- und Stresssystem an verrücktzuspielen.

Im Erwachsenenalter passen viele dieser ursprünglich vielleicht hilfreichen Strategien nicht mehr. Doch wir sind kein Kind mehr. Die Welt hat sich für uns verändert. Nur verstehen wir das nicht, wir stecken fest in unserer früheren Ängstlichkeit. Schlimm genug, ja. Aber es kann noch schlimmer kommen. Sind wir Opfer einer missbräuchlichen Person, die auch Gaslighting mit uns betreibt, ob in der Familie oder in der Partnerschaft, setzt sich dies als Täter-Introjekt ebenfalls in uns fest. Der Feind, der uns damals schon unsere Grenzen nahm, ist in uns drinnen. Immer noch. Ein Anteil unseres Selbst hat dieselben Ansichten wie dieser Missbrauchstäter. In uns sitzt ein Irrer, ein Unmensch, ein Verbrecher. Das Gemeine am Missbrauch ist, dass wir uns weiterhin die Schuld an etwas geben, woran wir keine Schuld haben – es ist wie ein Echo, das uns dazumal ein missbrauchender Mensch einsetzte. Entschuldigungen und Rechtfertigungen helfen nur dem Täter. Aber dem Opfer ist das Leid passiert. Und daran hatte es keine aktive Beteiligung.

Das Echo dieser Tat wird im Laufe des Lebens aktiv und steigert sich zum Selbst-Gaslighting, sodass das Opfer psychischer Gewalt weiterhin an seinem eigenen Verstand zweifelt. Der Übergang vom Gaslighting zum Selbst-Gaslighting sieht so aus, dass man nicht mehr länger die Manipulation eines anderen braucht, um sich selbst und seiner Wahrnehmung zu misstrauen: Beim Selbst-Gaslighting torpediert man sich gleich selbst. Die eigene innere Stimme erledigt das verächtliche Herunterputzen und verdreht es noch zu einer Art Liebesbeweis.

Zurück zu Hannah: Wieder sind diese Stimmen da. Sie werden in Hannah durch das Verhalten von Helen und David zum Leben erweckt: *Du genügst nicht. Du bist nicht liebenswert. Lass dich für niedere Zwecke missbrauchen. Du wirst nur geliebt, wenn du unser Leben lebst und nicht deins. Du wirst bestraft, wenn du mich verrätst.*

In Hannah wüteten diese destruktiven Kräfte, die nicht ihre waren. Wie ein Krebs fraßen sie sich durch ihre Seele. Sie aktivierten tief sitzende, innere Konflikte, die sie bisweilen in Ruhe gelassen hatten. Sie wollte sich nicht schämen, tat es aber trotzdem. Sie wollte keine Schuldgefühle haben, bekam sie jedoch.

Hannah spaltete sich weiter und weiter auf. In ihr kamen unkontrollierte Wut und starker Hass erneut an die Oberfläche. Die Unruhe und Angst waren wieder da. Hannah sabotierte sich selbst, wusste nur nicht wie. Kaum hatte sie das Gefühl, wieder in sich Halt und Orientierung gefunden zu haben, brach die innere Selbstorganisation zusammen, wenn Helen sie verächtlich missbilligte. Kleine Trigger brachten Hannah aus dem Schritt. Hannah brauchte nun unbedingt den Zuspruch von Helen und sehnte sich nach der Liebe von David. Anders würde sie die Gespenster ihrer Kindheit nicht besänftigen können. Hannah projizierte ihre Sehnsucht nach Erlösung auf die beiden, die dann wahrlich zu ihren Gurus wurden.

Nach den vier Tagen Divinität war Hannah verändert.

Sie hatte sich weit geöffnet und der Gemeinschaft von den vielen Erniedrigungen in ihrer Ehe mit Hans berichtet – in der Hoffnung, hierfür Verständnis zu bekommen. Dabei hatte sie ihre wundesten Punkte gezeigt, auf denen, wie einst Hans, nun auch Helen und David herumdrücken konnten, um sie zu steuern.

Zwischen ihrer extrem positiven Zuwendung (Idealisierung, Aufwertung), dem heißen Zustrom ihrer Liebe und der extremen Abwertung (Ent-Idealisierung), der kalten Verachtung für ihre eingeflüsterte Inkompetenz, spannte sich in Hannah ein unerträglicher Schmerz. Hannahs Folter reichte von Euphorie und Freude hin zu qualvoller Verwirrung. Angst und Erregung wechselten sich ab. Und es war Hannah irgendwann egal, denn es mischte sich auf eine eigenartige Weise die Lust unter diese furchtbaren Affekte. So freute sie sich, bald wieder erniedrigt zu werden, und sehnte sich nach der Strafe durch Helen. Die inquisitorischen Verhöre und Terrormaßnahmen nahm sie mit masochistischer Lust und freute sich, gequält zu werden – so sehr war das Opfersein mittlerweile mit ihrer Persönlichkeit verankert.

Die Sätze, die Hannah von Helen hörte, wenn sie etwas für die Gemeinschaft erledigen sollte, waren ungefähr so und in dieser Reihenfolge: »Du machst das jetzt!«, »Hast du das erledigt?«, »Warum ist es noch nicht fertig?« und schließlich: »Wer hat gesagt, dass du das machen sollst?«

Sie lächelte verlegen, als sie diese angreifenden Sätze hörte. Eine typische kindliche Schreckreaktion, wenn man unter Beschuss ist: *Bitte verschone mich. Ich habe mich schon unterworfen.*

Schließlich lösten nur kleinste Zweifel auch innere Sätze voller Selbstvorwürfe aus: *Warum hast du Hans nur verlassen? Du hättest bleiben sollen. Dann hättest du die Kinder. Dann wär alles viel besser! Du bist eine Versagerin. Dein ganzes Leben schon. Immer falsch! Die einzige Narzisstin bist du! Verdeckt und dumm!*

Ob sie nun David in ihrer Nähe wusste, der sie strafte oder liebte, war Hannah irgendwann egal. Denn sie hatte sich ganz seiner perversen Liebe hingegeben. Seinen wilden blauen Augen. Seinem perfekten Körper. Und mit großer Bereitschaft nahm sie die ganze Schuld dieses weiteren Missbrauchs auf sich – und wurde zum Sündenbock.

Es war die dritte Station ihrer Missbrauchskarriere.

Wenn Stärken zur Sicherheitslücke werden

In der Divinität öffnete sich Hannah. Das schwächte sie. Sie wurde gestresst, spürte permanenten Druck, Angst, fand keinen Zugang in ein Privatleben, abschalten war schwierig, ständig in der Erwartung von Kritik und etwas falsch gemacht zu haben. Verwirrung, Unterwerfung und Zerstörung beherrschten Hannah. Sie hoffte auf Erlösung von ihrer Schuld. Sie hoffte auf Liebe.

Sie wurde hingehalten und zweifelte an ihrer eigenen Wahrnehmung. Sie lebte im permanenten Widerspruch. Das ist das Ergebnis des Gaslichteffektes: Helen sprach Hannah jedes Urteilsvermögen ab. Es stimmte nie, was Hannah sagte. Sie irrte sich. Mit ihrer Wahrnehmung stimmte wohl etwas nicht. Das habe sie so nie gesagt. Das sei glatt gelogen. Dabei war es Hannah, die es sehr genau mit der Wahrheit nahm. Sie konnte nicht lügen. Aber es war Helen, die ihr genau das vorwarf – und zwar bewusst. Und damit hatte Helen sie am Haken. Sie würde ständig behaupten, dass Hannah die Unwahrheit sagt, um sie zu beherrschen.

Anderen in der Gemeinschaft ging es ähnlich drastisch. Ein paar fanden die Kraft zu gehen. Andere blieben und gingen kaputt, waren wie gefangen. Sie sollten für die Gemeinschaft Einkünfte generieren, Kurse und Seminare leiten, Geld für die eigene Ausbildung in den Inhouseseminaren zahlen. Sie sollten Helen und David in ihrer Selbstüberhöhung huldigen. Es war eine einfache Rechnung, die aufging: Missbrauch nutzt das Gute in den Menschen. Missbrauchende nutzen gute Menschen aus.

An der Spitze war die göttliche Liebe, die nach außen völlig anders als nach innen strahlte. Das Liebesversprechen der beiden Gurus war anziehend. Aber nach innen war es eine Unterwerfung. Tief im Innersten verachteten sie die Menschen. Weil sie verachteten, was sie taten. Weil sie verachteten, was das Leben war. Die Gurus verachteten, wie andere Menschen lebten. Gegen diese Verachtung warfen sie die Liebe. Denn sie wussten: Es gab noch mehr Menschen, die sich nach dieser Liebe sehnten, nach dieser idealen Liebe. Es war das Liebesversprechen, was den Menschen fehlte. Also gab David ihnen dieses Versprechen. Ein Versprechen, mehr nicht.

Das machte sie alle von ihm abhängig, gab ihren Gehirnen diesen Dopamin-Kick. Viele verschuldeten sich finanziell für Helen und David, liehen sich Geld, ruinierten ihre eigenen Familien. Aus Liebe.

Zur Info: Menschenverachtende Strukturen

Missbrauchende Keimzellen des *Bösen* erkennt man auch an ihren offenen oder verdeckt geführten narzisstischen Strukturen:

- Systemsprache (Wortneuschöpfungen, Abkürzungen, Geheimsprache, Statussymbole, eigene Symbolik, Logos, Leitsätze, Appelle, Parolen, Sprüche),

- eigene, sehr positiv dargestellte Ideen und Systematik (Revision alter Ideologien, Mythen, Prinzipien aus der Natur, Evolution, Mystik, Religion, Pseudowissenschaft),
- Halbwahrheiten und Halbgroßartigkeiten (verkörperte Ideale und verborgene Schattenseiten),
- doppelte Strategie (verdeckt, unoffen, intransparent – nach außen: positive Fassade, nach innen: Terror),
- Externalisierung des Terrors (wer die Gruppe verlassen will und verlässt, ist ein Verräter und legitimiert Racheaktionen: Nötigung, Erpressung, Angriffe, Schikanen, Klageverfahren, Verleumdung, Rufmord),
- Führungsstil ist faschistoid (Führerprinzip, Deutungshoheit beim Anführer, Identifikation mit dem Führer als Gruppe und als Einzelne, selbstdarstellerische Überhöhung),
- Traumabindung (Idealisierung und Missbrauch),
- doppelte Botschaften (Schwächung der Mitglieder durch kognitive Dissonanz),
- Gaslichteffekt (Verwirrung der eigenen Wahrnehmung),
- strenge Hierarchie und Anstachelung zur Konkurrenz (Status durch Karriere),
- eigenes (strenges) Regelsystem,
- hohe Straftendenz (Denunziantentum, Maulkorb-Doktrin),
- Intransparenz (unklare Kommunikationswege, vage Sprache, wenig Konkretes, aufschiebend, geheim haltend),
- suchtfördernde Lockmittel (Versprechungen, Verheißungen, Überhöhungen),
- intermittierende Belohnungen (Lob und Anerkennung, auch überwuchernd und unerwartet, sehr großzügig),
- Loyalitätsanspruch (Kadavergehorsam, Loyalitätstests, Zugehörigkeitstest, Anstiftung, auch zu Straftaten),
- Bündelbildung (Rotte, Gruppe),

- Spaltung und Projektion (Sündenbock, Schuld-Delegation, Freunde und Feinde),
- Delegation von Verantwortung und Moral (Über-Ich wird abgegeben, schuld sind andere, Moral gibt es nicht im Überlebenskampf),
- Legitimation durch Schuldumkehr (Verteidigung durch Angriff),
- Auserwähltenstatus (Selbstüberhöhung erlaubt Umbruch individueller und gesellschaftlicher Normen),
- höhere Ordnung (»die da oben und wir hier unten«),
- außergesellschaftliche Struktur (Ablehnung des »erodierten«, »korrupten« oder »schwachen« Wertesystems der Gesellschaft),
- fehlende Kontrollinstanzen (Machtmissbrauch),
- Missbrauch jeder Couleur (kognitiv, wertebasiert, moralisch, emotional, physisch, sexuell),
- Isolation und Erschöpfung durch permanente Verfügbarkeit (kein Privatleben mehr),
- (andere) Menschen verachtendes Gedankengut (Ideologien, etwa rassistische oder andere ausgrenzende Meinungen, Desinformation),
- Verachtung und Ächtung (Ausgrenzung aufgrund von Schwäche, innere Feinde, äußere Feindbilder),
- Bedrohungsszenarien (Weltuntergang, Verschwörungsglaube oder -geschichten, alte und neue Feindbilder, Paranoia vor Verrat oder Verfolgung),
- Kontrastierung durch Abgrenzungen und Ausgrenzungen zur Stärkung der Gruppe (»wir hier und die da draußen«).

Raus aus der Hirnwäsche

Hannah konnte nicht mehr. Sie litt unter der Divinität. Das Problem aber war: Sie wohnte mittlerweile im Haus der Divinität. Sie verrichtete Aufräumarbeiten, wischte den Küchenflur und sortierte die Bücher in der Bibliothek. Sie stand früh auf und war stets die Erste in der Gemeinschaftsküche.

Als Hannah ihr kleines Regal in ihrer Schlafkammer abstaubte, ergriff sie einen schmalen Ordner. Darin war ihre minutiöse Aufzeichnung der Einzelereignisse ihrer Ehe. Nachdem sie sich von ihrem Hans getrennt hatte, hatte sie alles fein notiert für die damalige Begutachtung. Sie erinnerte sich, dass niemand diese Seiten hatte lesen wollen. Ihre Augen schnellten über die Zeilen, die sie damals voller Hoffnung geschrieben hatte, um damit Gehör zu finden. Jetzt las es sich wie eine fremde Story, in der Hans der Missbrauchstäter und sie sein angepasstes Opfer war.

Den ersten Kuss mit ihr hatte Hans gefilmt. Das tat er auch mit anderen Frauen so. Hans mochte außerdem Sexspiele: Sadomaso und Bondage. »Ich mag das nicht«, las Hannah ihre Notiz, »aber ich machte mit.« Hans hatte ihr das Gefühl gegeben, dass sie besonders gut beim Liebesspiel war, also hatte sie sich hingegeben. Es hatte immer wieder eigenartige Partys im Haus gegeben. Hans hatte den Keller mit hochwertigen *sex toys* eingerichtet und gesagt, es gehe ihm viel mehr um Macht beim Sex. Nicht so sehr um den Sex. Hannahs Eindruck war anders: Ihrer Wahrnehmung nach ging es Hans nur um Sex. Um ständig verfügbaren Sex.

Als Hannah diesen Abschnitt las, wurde ihr klar, dass niemand bisher diese Zeilen wirklich kannte. Es schien ihr schier unfassbar, dass so etwas möglich war. Aber so war es. So war es in einer Beziehung mit einem missbräuchlichen Menschen.

Hans' pervertierte Werte waren der Dreiklang: Treue, Freiheit, Freigiebigkeit. »Ich musste rumlaufen wie eine Prostituierte!«, hatte sie damals notiert, »High Heels, roter Nagellack, viel Lippenstift, große Ohrringe. Als ich mit Nino schwanger war, durfte ich nichts mehr essen. ›Kein Gramm zu viel!‹, befahl mir Hans und rationierte mein Essen. Er sagte, er könnte kotzen, so wie ich mich vollstopfe mit Süßkram. ›Du frisst wie ein Schwein‹, sagte er.«

Hans wusste alles, auch wie Kindererziehung geht. »›Kinder muss man auch mal schreien lassen‹, wusste er. Ich und Nino störten. Ich musste Nino schreiend im Zimmer lassen und auf High Heels runter in den Keller zur Sexparty. Zu Hause musste ich oft High Heels tragen. Beim Abwasch, beim Saugen, beim Aufstellen seiner Vitra-Wandleuchte. Hochschwanger kroch ich am Boden entlang und wischte mit Schippe und Kehre den Bohrstaub weg, den Hans beim Anbringen der Leuchte *Potence* herunterbröselte. Alles in High Heels.«

Je mehr Hannah las, umso schwerer fiel es ihr, sich vorzustellen, dass das wirklich ihr Leben gewesen war. »Zweite Schwangerschaft. Hans ist darüber entsetzt. Die Kosten würde er nicht tragen wollen, sagte er. Ich solle mal bei der Bank nach einem Kredit für die Kinder fragen. Ich machte aber einen Termin bei einem Frauenarzt zur Abtreibung. Sagte aber wieder ab, weil Hans sagte, damit zerstöre ich sein Leben. Ich ging dann doch zur Bankberatung und bekam den Kredit für meine Kinder. Den ich noch heute selbst abzahle. Schwanger mit Nina musste ich auch im Winter mit High Heels rumlaufen und an Hans' House-Partys teilnehmen. Hans' Partys wurden immer ausschweifender im gesamten Haus. Ich sollte tun, was er sagte, und ich musste hinter ihm stehen. Ich musste schwanger die Gäste in einem viel zu engen Cocktailkleid, mit einer Sechs-Liter-Champagner-Magnum-Flasche wie ein *Pin-up-Girl* begrüßen. Wegen der Schwangerschaft sollte ich nicht schwer heben. Hans war das egal. Hans wollte meine Bedenken nicht hören, dass ich das Ungeborene damit gefährde. Er half mir nicht. Er sagte aber den Gästen, er hätte mir jederzeit geholfen, dass ich aber abgelehnt hätte. Einige der Gäste sprachen mich an, zeigten Bedenken. Ich musste zu Hans halten, nicht gegen unser Treuebündnis verstoßen und alles mit guter Laune überspielen.«

Erschrocken las Hannah weiter: »Hans' Pläne für die Kinder waren klar: elitäre Privatschule, Kontrolle des Freundeskreises, gekaufter Abschluss durch Schmiere. Hans verdiente extrem gut und würde das schon zahlen. Aber ein Wickeltisch kam ihm nicht ins Haus. Nino und Nina musste ich auf dem Schreibtisch wickeln. Dort lagerten auch alle Utensilien. Was Hans furchtbar fand. Ich solle mich schämen, so wie der Schreibtisch aussieht. Musste alles in den Schrank räumen und hatte nichts mehr parat. Dabei ist doch Eltern kleiner Kinder klar: Es muss alles griffbereit sein. Nicht für Hans.

Die Lautstärke der House-Partys war für die Kinder nicht zumutbar. Hans sagte mir doch tatsächlich, ich solle nicht so empfindlich sein. Es könne nicht sein, dass ich darüber entscheide, wie laut es ist. Dann drehte er die Musik wieder auf und lachte mit seinen Gästen. Nino und Nina konnte ich kaum noch beruhigen. Sie wurden auf den Partys wie Trophäen gereicht. Jeder durfte sie mal halten. Hans begann, immer mehr Alkohol zu trinken. Einmal stürzte er mit den Kindern. Er war so betrunken, weil ich mich nicht ordentlich um die Kinder gekümmert habe, sagte er. Danach nahm er die Kinder nicht mehr. Ich musste die Kinder immer haben, wenn er zum *Brunch* bei Freunden war, damit er dort weitertrinken konnte.«

Hannah konnte ihre Geschichte nicht mehr weiterlesen. Sie kam schon weit genug, aber nicht bis zum Ende. Sie schob den Ordner zusammen und zurück ins Regal.

Was Hannah in ihren Notizen nicht aufgeschrieben hatte, war die von ihr selbst verdrängte Tatsache, dass Hans' House-Partys handfeste sadomasochistische *Orgien* waren. Und dass sie ein paar Tage nach der Geburt von Nina wieder daran teilnahm. Weil Hans sich das so wünschte ... in aller Konsequenz.

Hannah war ausgezogen, weil weder für sie noch für die Kinder ein Schutz vor diesem Monster da gewesen war. Niemand hatte ihr das damals geglaubt. Auch heute konnte sich niemand vorstellen, dass das alles wirklich stimmte. Lieber glaubte man, dass Hannah zu empfindlich und zu ängstlich war. Damit wurde nicht nur verdrängt, dass die Geschichte nicht wahr sein konnte. Damit wurde noch viel mehr verdrängt, und zwar die Tatsache, dass immer noch Männer über Frauen wie Gegenstände verfügen können und die verächtlichen Lehren vergangener Epochen in neuem Gewand wirksam sind. Ob die menschenverachtende Pädagogik der Nazis, ihr verächtliches Menschenbild oder die noch ältere Tradition der Abwertung der Frau zum gefügigen Objekt des Mannes. Es ist noch alles da.

Und überträgt sich weiter.

Tipps: Maßnahmen gegen Selbst-Gaslighting – Selbstverachtung auflösen!

Wenn Sie emotional in Not geraten, weil Sie eine äußere Erfahrung überwältigt oder innerlich antreibt, achten Sie peinlich genau auf alle inneren Regungen. Versuchen Sie, in der Reflexion mit ihnen selbst oder im Gespräch mit Freunden oder einem Profi (Therapeuten) die eigene Wahrheit zu finden.

Ordnen Sie Ihre Regungen zu – sind es Gedanken, Gefühle oder Verhaltensweisen, die Sie in Alarm versetzen?

Äußern sich diese Regungen im Außen durch Symptome (wie etwa Zittern) oder im Inneren (wie durch Gedankenfluten, Ängste)?

Sortieren Sie die Regungen nach zwei Kategorien: Fragen Sie sich bewusst spekulativ (suggestiv!), ob die Regungen wirklich Ihre eigenen sind oder womöglich eingespeiste Fremdinformationen. Diese können sinnvolle Informationen sein oder zerstörerische Desinformationen.

Durch das Spekulative öffnen sich Möglichkeitsräume des Denkens und Wahrnehmens. Darin denkt man auch mal weiter hinein in etwas, das möglicherweise richtig oder auch falsch ist. Bitte nicht vorab bewerten, sondern die Beobachtungen über einen selbst weiterspinnen und größer werden lassen.

Darin kann man erkennen, ob es stimmt. Kann es sein, dass diese schlechten, drängenden, nötigenden und zwanghaften Gefühle nicht eigene sind, sondern die von Vater oder Mutter, die des (Ex-)Partners, des nahen Umfeldes? Der Großmutter oder des Großvaters? Erkennen Sie, welche wirklich eigene sind – und welche nicht.

Versuchen Sie zu unterscheiden, mit welchen Regungen Sie klarkommen. Prüfen Sie, ob Sie die schlechten Gefühle abgeben können.

Beispiel: Ist die Unruhe wirklich Ihre, oder könnte es die in Sie übertragene Nervosität der eigenen Mutter sein, die Sie unbewusst übernommen haben? Wäre es möglich, diese Nervosität der Mutter wieder zurückzugeben? Dafür müssen Sie nichts Außergewöhnliches tun, etwa die Mutter aufsuchen und ihr sagen: »Nimm dies zurück!« Sie können es sich auch einfach vorstellen. Sie geben das ab, was nicht Ihres ist. Ist der Gedanke an eine schlechte, gefährliche und bedrohliche Welt von Ihnen? Oder haben Sie andere Erfahrungen gemacht? Dann weg damit – delegieren Sie diese Negativität an die Adresse zurück, von der sie kommt. Oft ist die Adresse Ihr innerer Kritiker. Bei ausufernden Emotionen der Mutter, die sich im Kind verselbstständigen, spricht man zum Beispiel von *Muttervergiftung*. Bei zu hoher Straftendenz des Vaters von *Vaterterror*.

Unterscheiden Sie zwischen Ihren und den Gedanken, die Ihnen gewöhnlich von anderen Menschen »eingepflanzt« werden, etwa so: »Dein Gedanke ist, dass die Welt voller schlechter Menschen ist und dass man ein Grundmisstrauen, einen sogenannten gesunden Menschenverstand braucht. Mein Gedanke ist, dass es genug gute Menschen gibt, auf die ich mich konzentrieren kann und will, um ein schönes Leben mit mehr Positivität zu haben. Ich bin in der Lage, gute von schlechten Menschen zu unterscheiden und mich zur Not zu wehren.«

Dasselbe gilt für Gefühle. Formulieren Sie aus, welche Gefühle andere Menschen an Sie herantragen. Formulieren Sie anschließend, wie Sie eigentlich fühlen oder fühlen wollen.

Genauso können Sie es mit vielen anderen Regungen, Wahrnehmungen und Gedanken machen. Unterscheiden Sie zwischen fremder und eigener Energie, zwischen eigener und fremder Leere, zwischen eigener und fremder Selbstabwertung, zwischen eigener und fremder Projektion, zwischen eigenen und fremden Triggern.

Sie werden sehen, dass diese zerstörerische Selbstverachtung nicht von Ihnen stammt und dass Sie sich nicht darin einrichten müssen.

Vermutlich haben wir Menschen unzählige Introjekte in uns – nicht nur die traumatisierenden, die wir womöglich auch vererbt bekamen, wie die Epigenetik und die Forschung zum transgenerationalen Trauma zeigen. Auch die lästigen, elterlichen Aufträge, die erledigt werden müssen, zählen zu den Introjekten. Es ist eine persönliche Entscheidung, sie anzunehmen oder nicht. Wir haben immer die Möglichkeit, nicht zu reagieren – erst recht als Erwachsene. Uns bleibt immer ein Entscheidungsraum, wie mit den inneren Botschaften und Aufträgen umzugehen ist. Wir müssen nicht immer und schon gar nicht sofort reagieren. Auch nicht auf unser eigenes Gaslighting.

Nur wenn wir der Überzeugung sind, dass es ein sinnvoller Auftrag an uns selbst ist, dann können wir danach leben. Wir entscheiden. Wir können den Impuls des unliebsamen Introjekts wahrnehmen, ohne ihm zu folgen.

Hannah verlässt ein narzisstisches System

Als Hannah erneut und bewusst einen Narzissten verließ, ging sie allein durch den großen Torbogen des Waldschlösschens. Sie ließ das Haus der Divinität hinter sich, ohne sich umzublicken. Auf dem Nachtkästchen hatte sie eine handgeschriebene Notiz zurückgelassen, die Helen bald fand: *»Verächtlich ist die Abwertung anderer. Sie ist narzisstisch. Die Ermutigung anderer, jemanden zu verachten, ist noch narzisstischer. Ich ermutige andere nur zu Gutem, zu Hilfreichem, nicht zu etwas, was nur mir dient. Ich bin nicht narzisstisch, jedenfalls nicht so. Ich verletze nicht bewusst die Würde der anderen.«*

David stand nackt im Turmzimmer, seinem *masters bedroom*, als Helen ihm von Hannahs Brief erzählte. Er hörte nur mit einem Ohr zu und betrachtete sich vor dem großen Wandspiegel in der Pose des jungen David von Michelangelo und hielt lasziv die Hand über der Schulter. Gefangen in der Illusion, den Riesen Goliath geschlagen und Gebieter der Menschen geworden zu sein. In dieser Vorstellung liebte und verachtete er sich am meisten.

Am liebsten hätte sich David vor dem Spiegel aufgeschlitzt, doch er liebte zu sehr, was er sah. Er war ein Clown und verachtete sich dafür. Aber sein Narzissmus hatte einen hohen Schutzfaktor vor der Selbstzerstörung. Vermutlich war es das, wovor Helen und David – in narzisstischer Überhöhung ihrer Gemeinschaft durch Erweiterung ihrer Grandiosität – Schutz suchten. Vor ihrer eigenen Selbstzerstörung.

Gefloppt: Aufgeben und neu anfangen

Hannah fand einen Zettel mit Hans' Handschrift in einem Kuvert an sie adressierter Briefe, das sie von ihm nachgesendet bekam. Ihre Augen wurden groß. Sie konnte es nicht fassen, was da schwarz auf weiß stand:

- Hannah vor allen anderen für verrückt erklären,
- heimliche Allianzen bilden,
- Jugendamt und Schule als Erster kontaktieren,
- Schulpsychologin anrufen,
- Nachbarn und Tennisclub gegen Hannah aufbringen,
- Hannah rausekeln, um ihr Kindesentzug vorzuwerfen,
- Sorgerecht erstreiten und Umgang verbieten,
- Hannah rausklagen, falls sie nicht freiwillig geht,
- wenn ich die Kinder habe, dann muss ich auch keinen Unterhalt bezahlen.

Hans' machiavellischer Plan, um Hannah loszuwerden, passte genau auf den kleinen Zettel. Manchmal hat man den Eindruck, diese Männer hätten tatsächlich ein Handbuch zur Verfügung, so sehr gleichen sich die Strategien.

Hannahs Dreifaltigkeit

Hannah war schon seit zwei Jahren bei mir in Therapie. In den letzten Jahren hatten wir gemeinsam ihr Traumamaterial auf ein Narrativ gefädelt, das wir uns immer wieder erzählten, aus allen Perspektiven, bis sich Hannah daran gewöhnte. Denn erst, als sie ruhig und selbstbeherrscht davon berichten konnte, war sie bereit für weitere Schritte in ihrer Traumatherapie.

Hannah hatte sich aus den Fängen der dubiosen spirituellen Gemeinschaft erfolgreich gelöst und zunächst bei ihren Eltern Unterschlupf gefunden. Hilfesuchend, ohne Obdach und ohne Geld war Hannah zu ihren Eltern aufs Land gefahren – wieder einmal. Ihre Mutter öffnete und sah sie teilnahmslos an. Hannah erschrak, wie abgemagert sie war. Sie hatten sich zehn Jahre nicht mehr gesehen. Hannah versuchte ein Lächeln und bat um Hilfe. Sie hatte Abstand gesucht, aber nun brauchte sie ihre Hilfe. Sie sei die Schande der ganzen Familie, hörte sie ihre Mutter sprechen, als sie an ihr vorbei in den Wohnungsflur ging. Als ihr Vater sie sah, zog er sich ins Wohnzimmer zurück und bekam dort einen heftigen Wutausbruch.

Hannah musste das erst mal verkraften. Als sie im Hausflur stand, erinnerte sie sich, wie sie hier jahrelang aufgewachsen war, dachte zurück an ihre Mutter, die alles beschwichtigte und verharmloste. Und dabei eiskalt und lieblos war. Ihr Vater, der bei jeder noch so kleinen Kleinigkeit einen Tobsuchtsanfall bekam, war mit Sicherheit ganz der Alte. Jemand, der alles und jeden verachtete, sich über andere stellte, nie zuhörte und immer im Recht war.

Das war Hannahs Kindheit gewesen, und in dieser Normalität kannte sie sich aus. Aber sie hatte es irgendwie vergessen. Denn es war heftig, wie sehr es sie plötzlich mitnahm, was ihr gerade wieder passierte. Denn niemand nahm ihren Vater mehr ernst, er war ein armseliger Mensch – was ihn in berstende Aggressionen trieb. Sie drehte sich zu ihrer Mutter, und als sie sie umarmte, spürte sie, wie sie sich hatte abtöten lassen. Hannah erinnerte sich: Sie hatte sich selbst von ihrem Vater so oft brechen lassen, bis sie keinen Satz mehr herausbekam. Hannah verstand, dass sie ihre Eltern nie liebevoll miteinander gesehen hatte. Sie erinnerte sich, dass sie stets Angst davor gehabt hatte, dass ihr Vater ausflippte. Dass er sich nicht mehr unter Kontrolle hatte wegen irgendeiner Kleinigkeit. Doch als Kind hatte sie nicht begriffen, dass es Kleinigkeiten waren.

Hannah lebte sich im Elternhaus ein und übernahm die Einkäufe. Nach einigen Wochen, als sie am Esstisch saßen, wurde ihr klar: Hier an diesem Ort war sie nie sie selbst gewesen. Sie verstand: Wegen ihres Vaters würde sie immer Probleme mit Männern und keine richtigen Beziehungen haben. Die verächtliche Abwertung ihres Vaters wirkte bis heute in ihrem Inneren, und sie spiegelte sich in jedem Mann, der ihr begegnete – im dominanten Hans und im schillernden David. Diese Männer zogen sie an, und sie ließ sich anziehen.

Sie machte den Abwasch und sortierte die Wäsche, da hörte sie ihren Vater im Wohnzimmer »Frauenzimmer« fauchen, »wäre sie doch nie geboren!«. Ihr Vater hasste Frauen. Er war ein alter, bemitleidenswerter Mann geworden. Vermutlich hatte sie wieder irgendwas Falsches getan. Dann flog die Wohnzimmertür auf, ihr Vater kam direkt auf sie zu und schlug ihr mit der flachen Hand mitten ins Gesicht.

In diesem Moment wünschte sich Hannah, dass sie ihren Vater einfach umbringen könnte. Die großen Küchenmesser waren nicht weit. Am allerliebsten aber würde sie ihn dazu bringen, dass er sich selbst umbrachte, dann würde sie ihn in die Psychiatrie einliefern lassen und ihm zurückzahlen, was er ihr angetan hatte. Es wäre für ihren Vater das Schlimmste gewesen, in der Klapse zu landen. Aber Hannah nahm diese Schuld erneut auf sich. Sie dachte, dafür stark genug zu sein, denn ihr Vater lebte in einer völlig anderen Welt als sie. In einer feindseligen, gefährlichen, blöden Welt voller dummer Menschen. Als Hannah seine Energie aufnahm, um wie immer ihn von seinen Qualen zu befreien, sackte sie zusammen.

Erst ein paar Tage später kam Hannah auf der psychiatrischen Station wieder zu klarem Verstand. Sie sei wohl völlig ausgerastet und sei dann immer wieder zusammengebrochen. Nur die akutpsychiatrische Behandlung habe sie stabilisieren können. Danach bezog Hannah ein kleines, schmuckloses Appartement in der Vorstadt. Sie richtete es sich nett darin ein und arbeitete in einer Bäckerei.

In meiner nachstationären Behandlung gingen wir diese Situation immer und immer wieder durch, bis sich Hannah daran gewöhnt hatte, dass ihr wirklich all das passiert war. Hannah überlegte, indem sie sich von ihren traumatischen Erinnerungen löste, was sie tun könne.

»Ich kann nichts machen für meine Eltern. Ich kann nur mein Leben leben, jetzt, wo ich es kann«, sagte sie. Ich nickte zustimmend.

Wir arbeiteten gemeinsam an Hannahs Selbstanteilen, die sich unter dem Druck der äußeren Belastungen gebildet hatten. Hannahs Alltags-Ich war ausreichend kompetent, und damit betrat sie immer meine Praxis. Wenn sie da so saß und wir uns auf die laufende Sitzung einließen, stellten wir uns gemeinsam vor, was da noch für Seiten in Hannah waren. Für Hannah war es die beste Erklärung, warum sie im Alltag so gefühlskalt und je nach Situation manchmal so kindisch, dann so traurig und plötzlich erregt und impulsiv war. Hannahs Ich hatte sich in weitere Anteile aufgefächert, das nahm in der Therapie immer mehr konkrete Gestalt an. Hannah war zur selben Zeit eine Dreijährige, die auf dem Schoß einer Zwölfjährigen saß. Auf der Lehne hockte aber auch eine 16-Jährige. Kam Hannah mit ihrem Alltags-Ich in meine Praxis, saßen bald drei Mädchen neben ihr auf der Couch.

»So richtig helfen konnte mir nie jemand«, sagte Hannah still. »Ich möchte aber, dass mein Leben sich ändert.«

Hannahs chronische Dissoziation in drei jüngere Persönlichkeitsanteile war die beste Erklärung. Zu jeder Entwicklungsphase, als kleines Kind, als Teenager und in der Pubertät, war es zu extremen Ereignissen gekommen, in denen sich Anteile mit der negativen Energie ihrer Eltern aufluden und abspalteten. Hannah war in diesen Lebenszeiten vermittelt worden, dass sie nicht in Ordnung, nicht richtig war, also musste das weggeschoben werden, was nicht richtig war. Keiner hatte Hannah gemocht, wenn sie so war, etwa wenn sie ihre Latzhose trug und ein Bauerntrampel war. Sie war bereit gewesen, die Ablehnung auf sich zu nehmen. Sie hatte das alles von sich abgespalten, um weiter ihren Vater und ihre Mutter ertragen zu können.

»Ich kann nicht genießen«, sagte Hannah, »ich funktioniere. Und ich muss achttausend Schuldvorwürfe klären, die in meinem Kopf schwirren.« Hannah wollte einen eigenen Weg gehen, aber die kleinen Versionen ihrer selbst wollten das nicht. Diese hörten ständig auf die meckernden Stimmen ihrer Eltern: Ihr Vater, aber auch ihre Mutter hatten gesagt, Frauen seien nichts wert. Also glaubten die Drei-, Zwölf- und die Sechzehnjährige nicht, dass Hannah ihr Leben nach eigenen Vorstellungen leben könne. Sie redeten es Hannah ein, sodass sie selbst nicht daran glaubte.

In der chronischen Depersonalisation durch Abwertung des Selbst muss man nicht mehr über sich nachdenken. Man ist unwichtig. Man funktioniert. Man weiß, was den Leuten gefällt. Man denkt nicht über sich nach und macht es einfach. Man tut dabei all das, was man nicht will. Das ungute Gefühl bleibt dabei. Es gibt viel zu tun mit dem, was einen von sich selbst und dem unguten Gefühl ablenkt. Anerkennung tröstet einen darüber hinweg, sich dauernd zu verpassen. »Die größte Anerkennung kommt vielleicht von den eigenen Kindern. Wenn sie da wären. Aber das ist zu einfach«, wusste Hannah.

Die größte Anerkennung sollte von einem selbst kommen. Aber sie kommt nicht. Nicht, wenn sich das Ich ständig abwertet. »Ein Gefühl, dass ich auf mich selbst stolz bin, kenne ich nicht. Ist es das eigene Gefühl, oder wurde es mir eingepflanzt durch meine Mutter? Wie unterscheidet man das?«, fragte sich Hannah.

Woher sonst sollte es kommen, dass man sich selbst abwertet? Woher und wie wurde es einem beigebracht, dass man es nicht wert sei, sich selbst Anerkennung zu geben? Man ist nie gut genug. Man kann es nur durch das Fehlen der Anerkennung gelernt haben. »Durch das großartige Desinteresse mir gegenüber. Es hat halt nie gereicht. Sonst hätte ich es ja vielleicht bekommen.«

Ihr Vater strafte sie auch mit Schlägen und Missachtung. Sein herablassendes Kopfschütteln und sein verächtlich gezischtes »Ts-ts-ts« feuerten den Mix aus Selbstabwertung und Verachtung in ihr an. Damit war sie perfekt vorbereitet für ein unglückliches Leben.

Die tiefergehende Sitzung

»Man könnte ja mal damit anfangen, anerkennend mit sich selbst zu sein. Jetzt vielleicht«, suggerierte ich Hannah.

Hannah wollte verstehen, warum sie so widersprüchliche Gefühle in sich hatte. Sie kam sich wie gespalten vor. »Da ist diese Seite, ein Teil in mir. Es fließt so rüber. Diese innere Dauerkritik. Die mir alles madigmacht.«

In dieser Stunde mit mir lernte Hannah sich selbst näher kennen. Ich folgte Hannahs psychischer Struktur in die tiefste Höhle des Kaninchenbaus.

»Die Vernachlässigung. Sie hörte einfach nicht auf, egal was ich sagte«, erinnerte sich Hannah.

Die Dreijährige stand in Windeln auf der Hauptstraße. Sie war irgendwie aus dem Haus gekommen und auf die Straße getapst. Bevor jemand sie von der Straße zog, irrte die kleine Hannah weinend zwischen den fahrenden Autos.

Die zwölfjährige Hannah begriff, dass Kinder in dieser Familie keinen Wert hatten. Sie war »das Mädchen, das falsch ist«, und alles, was diese Wahrheit auslöste, wollte Hannah nicht mehr spüren. Die zwölfjährige Hannah spaltete sich vor der verächtlichen Stimmung ab, die in ihrer Familie herrschte, um das Lachen des Vaters und das Schweigen der Mutter irgendwie zu ertragen.

Die rebellische 16-Jährige erschrak, als sie ihre Suizidabsichten beinahe in die Tat umsetzte. Sie sprach nie davon, dass sie zu den Gleisen gegangen war und auf den Gleisen gewartet hatte, bis die Bahn kam. Auf dem Rückweg nach Hause beschloss die 16-jährige Hannah, nicht davon zu erzählen, wie sie die Bahn hatte kommen sehen und noch rechtzeitig zur Seite gesprungen war. Dass sie sich hatte umbringen wollen – aus Selbstverachtung. Hätte Hannah ihre Identität gänzlich verloren, wäre sie vermutlich stehen geblieben. Aber sie hatte geahnt, dass etwas in ihr steckte. Und das hatte sie noch erleben wollen. Das tiefe Leben in ihr hatte sie gerettet, und sie war zur Seite gesprungen.

Wir machten Fortschritte in der Arbeit mit Hannahs Selbstanteilen. Das Modell war für die erwachsene Hannah fassbar. Es machte ihr keine Angst mehr zu wissen, dass es verschiedene waren. Es machte sogar Sinn.

»Drei Mädels für ein Halleluja!«, sagte ich mit einem Schmunzeln. Und Hannah lachte. Sie konnte nun verstehen, warum die rebellische 16-Jährige immer alles torpedierte, was sich das Alltags-Selbst so vornahm. Hannah wollte Empathie zeigen mit ihren Anteilen und es allen drei erklären: »Ich kann euch mögen und zeigen, wie das Leben ist!«, sagte Hannah, und es passte.

Disso? Isso! Dissoziative Phänomene bei Opfern *und* Tätern

Das Verrückte ist, dass die Phänomene der chronischen Dissoziation (Depersonalisation), die Hannah beschrieb, erst zur Ruhe kamen, als wir uns gemeinsam darüber bewusst wurden. Die Aufteilung psychischer Anteile des Selbst in Unterabteilungen, die Traumamaterial binden und verwalten, ist bis zu diesem Zeitpunkt die beste und robusteste Erklärung, wie die menschliche Psyche unter extremen Stressbelastungen reagiert. Stark überfordernde, zutiefst verzweifelt erlebte, einmalig oder dauerhaft erfahrene Stressoren werden in abgekapselten Körpern (Affektkörpern) innerhalb der Psyche bewahrt.

Ein funktionierendes Alltags-Ich braucht sich nicht um diese »Konservendosen« (so Michaela Huber, Grande Dame der deutschen Traumaszene) zu kümmern. Nur manchmal stolpert oder rutscht man in diese *Hotspots,* zum Glück nicht ständig. Denn es birgt eine große psychische Kraft, mit dem Phänomen der Dissoziation zu überleben. So kann es sehr praktisch und normal sein, unter Stress in hilfreiche Einzelteile zu zerfallen, die sich dann (in einem kreativen Prozess!) darum kümmern, irgendwie stabil zu bleiben. Disso? Ist so! Disso(ziation) ist nicht nur etwas für extreme Fälle.

Allein wenn die Depersonalisation zu strukturellen Beeinträchtigungen führt, wenn sie unklar und unsichtbar ist und deswegen das psychische Gefüge (System) destabilisiert, muss man sich mit seinen Anteilen näher beschäftigen – weil einerseits traumatisch bedingte Abkapselungen kaum noch Raum für die Alltags-Persönlichkeit oder das Normal-Ich übrig lassen. Und weil man vor lauter Traumamaterial stolpert und mit dieser Dauererregung nicht mehr klarkommt. Wer also keinen Zugriff erhält auf diese spontan auftretenden Dissoziationen, hat großes Leid. Die wenigsten wollen eine Dissoziation haben.

Das kann man aufräumen – für viele ein langer, aber lohnender, traumatherapeutischer Weg, bei dem hilfreiche Dinge über einen selbst gelernt werden. Man kann herausfinden, was einem gut hilft, die heftigen Dissoziationsphasen zu stabilisieren. Es ist hilfreich, sich in die Nähe von Menschen zu begeben, die einem gut und liebevoll begegnen und einem beistehen. Weniger hilfreich ist es, ja sogar verschlechternd, weiterhin Täterkontakt zu haben – wie so oft.

Durch Dauerbeschuss mit traumatischen Klein- und Großereignissen kann es zur Ausbildung einer dissoziativen Identität kommen. Das passiert vor allem bei Kindern. Die daraus resultierenden Verhaltensweisen im Erwachsenenalter finden sich auch bei späteren Tätern. Die Wutausbrüche und nächtlichen Ausraster, auch aus dem Schlaf heraus, die Erinnerungslücken, die mit Zusammengereimtem geschlossen werden, die Verwirrungen, die widersprüchlichen Aussagen und Schuldumkehrungen, die ganzen Verdrehungen können mit dissoziativen Phänomenen begründet werden. Denn die Person erinnert sich nicht mehr an das, was sie tat, als sie dissoziierte.

Selten hörte ich von Partnerinnen narzisstischer Männer, die eine *DIS (Dissoziative Identitätsstörung)* diagnostiziert bekommen hatten. Weil das Phänomen so unglaublich klingt, fliegt es meist dem nicht dissoziierenden Partner als Lügengeschichte um die Ohren. Dabei ist die Partnerin häufig die einzige Zeugin! Sich als Partner einer dissoziierenden Person zu trauen, darüber zu berichten, braucht eine Menge Mut.

Für die Erinnerungslücken und die extremen, auch gefährlichen Wutausbrüche gibt es manchmal keine bessere Erklärung als die Dissoziation. Diese tritt bei Flashbacks (plötzliche, sehr lebendige Wiederhallerinnerungen an das Trauma), bei Intrusionen (distanziert erlebte Trauma-Erinnerungen) und bei emotionalem Stress, durch kleine Trigger, spontan und ungesteuert, für ein bestimmtes Zeitfenster auf. Im Umkehrschluss darf nicht jeder ausrastende Mann (oder Frau) als dissoziativ diagnostiziert werden. Aber je mehr wir heute aus seriösen Quellen über dieses Phänomen wissen, desto eher sollten wir uns fragen, ob es zutrifft.

Viele Menschen leben, ohne jemals diagnostiziert zu sein mit ihrer Disso – mehr schlecht als recht. Die chronische Depersonalisation gilt heute als Traumafolgestörung. Lange galt die dissoziative Störung als umstritten. Wer die Disso heute noch anzweifelt, muss wohl selbst dissoziiert sein. Dissoziation verhindert Erkenntnis, denn es ist eine seit 2022 in der ICD-11 anerkannte Störung.

Zur Info: Die Symptome der kPTBS – komplexe posttraumatische Belastungsstörung

- Emotionsregulationsstörung: Unterreguliert macht es Probleme mit der Selbstberuhigung, überreguliert treibt es in die chronische Depersonalisation (Dissoziation),
- generalisiertes Gefühl von körperlicher oder emotionaler Gefahr oder Verrat,
- chronisch negatives Selbstbild,
- chronisch negatives Menschenbild mit Misstrauen und Distanziertheit,
- Gefühl der inneren Leere aufgrund von chronischer Depersonalisation.

Missbrauch und Missachtung des Traumas

Selbst eine kPTBS kann perfide durch einen narzisstischen Täter missbraucht und gegen einen genutzt werden. In einem Fall erfuhr ich, dass der psychopathische Partner vorgab, seine Ehefrau greife ihn an, wenn sie angeblich in der Dissoziation war. Tatsächlich war es genau umgekehrt. Der Partner inszenierte seine Verletzungen, um sie der Ehefrau in die Schuhe zu schieben. Es waren seine eigenen Kinder, die ihn der Lüge überführten. Denn sie bezeugten, wie sich der Vater selbst gegen den Schrank warf und danach behauptete, er sei von seiner Frau geschubst worden.

Straftäter wissen sehr wohl, alles für sich reuelos zu nutzen. Täter betrinken sich beispielsweise auch nach der Tat, um »vermindert schuldfähig« gewesen zu sein, da sie ja unter Alkoholeinfluss waren.

Aber auch in Gerichtsverhandlungen wird empathielos gegenüber Traumata gehandelt, etwa wenn traumatisierte Kinder beispielsweise ihrem Täter gegenübersitzen müssen, »weil man es halt so macht«. Ein Fehler im System wird nicht besser, wenn man ihn seit Jahren empathielos praktiziert.

Um hier eine traumasensible Umgangsform zu etablieren und eine klare Diagnostik zu bekommen, müssen die Beratung der Gerichte und die Untersuchung Betroffener von Traumaexperten erfolgen – was in Deutschland Stand heute unmöglich ist, denn es gibt viel zu wenige Experten hierzu. Viel zu oft wird von allen Beteiligten herumgestümpert. Die selbst verschuldete, systematisierte, empathielose Ahnungslosigkeit wird auch noch geleugnet.

Das Phänomen der erlernten Ahnungslosigkeit wird von vielen Beteiligten (Richtern, Anwälten, Mitarbeitern von Jugendämtern, Beiständen usw.) mitgetragen. Aber es gibt ein Problem: Wer inkompetent ist, kann nicht wissen, dass er inkompetent ist.[23] Wer dennoch meint, kompetent zu sein, überschätzt sich selbst – und das führt zu einer überhöhten (narzisstischen!) Selbsteinschätzung!

Es gibt eine gute Chance, die ergriffen werden kann, unsere gelebte Inkompetenz im Umgang mit Traumaüberlebenden auszubügeln. Gegen diese menschenverachtende Realität muss massiv fachkundige Weiterbildung stattfinden!

Die Traumafolgen sind erheblich: lebensbestimmende Desorganisation des Selbst, Mangel an Perspektivbildung, Arbeitsunfähigkeit, Mangel an Entscheidungskraft, Rückzug, Depression, Angst- und Suchterkrankungen. Bei noch gut erhaltener Selbstorganisation kann das narzisstische Prinzip Struktur bieten, das

Trauma zu regulieren und kompensatorisch in den Kampf zu ziehen – wie bei Nino, dem mittlerweile erwachsenen Sohn von Hannah.

Inneres Kind und Traumata: Wir sind alle verwundet

Viel lernte Deutschland im letzten Jahrzehnt über innere Kinder, über Sonnenkinder und Schattenkinder. Sich sich selbst als jünger vorzustellen, hilft uns, mit Abstand auf uns selbst zu blicken und zurück zum (gedachten) Anfang der eigenen psychischen Entwicklung zu kommen. In der Psychoanalyse nennt sich dieser Schritt *Regression* – Rückkehr zu sich in einem jüngeren Selbst. Sich sich selbst als Kind vorzustellen, ist eine klassische Imaginationsübung aus der Gestalttherapie, entwickelt in den Vierzigerjahren des letzten Jahrhunderts durch die Psychologen Fritz und Laura Perls sowie den Dramaturgen Paul Goodman.

Bei der berühmten Stuhlübung stellt man sich vor, wie das eigene kleine Selbst in Gestalt eines kleinen Mädchens oder Buben neben einem auf dem Stuhl sitzt. Typischerweise haben diese kleinen Selbste bestimmte Gefühlszustände, die man dann gemeinsam erkunden kann: Trauer, Einsamkeit, Ohnmacht, Verzweiflung. Erkennt der Therapeut das zum Affekt passende Bedürfnis, kann er etwa bei Trauer durch tröstende Worte stellvertretend das traurige Kind trösten. Das ist ein sehr kraftvoller und mächtiger Moment, denn tatsächlich berührt dieser Trost und befriedigt die (vermutlich seit Jahrzehnten!) ungetröstete Trauer. Innere Kämpfe, die unbewusste Trauer zu unterdrücken oder zu leugnen, können nun erleichternd aufgegeben werden. Zudem sind Trost und Anerkennung eines sehr alten, brachliegenden Bedürfnisses heilsam. Menschen geht es wirklich besser, wenn ihr inneres Kind getröstet, beruhigt und angenommen wird.

Der Planet Mensch: Das Schalenmodell der Psyche

Auf dem Weg in die Regression jedoch stolpert man auch über Traumamaterial oder psychische Phänomene, die durch Traumaerfahrung eingetreten sind. Nicht jeder Mensch ist so schwer traumatisiert, also psychisch schwer verwundet, dass Phänomene wie Depersonalisation (Dissoziationen, Abspaltungen von Bewusstsein und Affekten) vorkommen. Aber auch die leichten Phänomene wie plötzliche Nervosität durch bestimmte Auslöser (Trigger), Alarmierung, Unruhe, Aggressionen und Impulsivität (ohne Veränderungen des Bewusstseins) sind Folgen einer psychischen Belastung in Form einer Wunde.

Um die Verwundung der Seele vom Phänomen des inneren Kindes abzugrenzen, folgendes Bild: Versuchen wir, ein Trauma als ein Einschlagsphänomen der Seele zu verstehen. Menschliche Psyche kann wie ein Himmelskörper, wie ein Planet, verstanden werden, als Kugel, die aus verschiedenen Schichten oder Schalen besteht. Die äußere Erdkruste ist der Persönlichkeitsstil. Sie vereinigt alle psychischen Qualitäten, die sich unter ihr in der Tiefe schichten: der emotionale Stil, die psychischen Konflikte, die Schattenseiten, die Affekte und ganz im Kern die innersten Bedürfnisse.

Bewusstsein herrscht für Wünsche, die im Außen ausgesprochen und verfolgt werden. Das ist das Leben auf der Oberfläche dieses Planeten. Die tiefer gelegenen Schichten sind für das Bewusstsein nicht immer erreichbar. Außer, man macht eine (psychoanalytische) Tiefenbohrung und fördert teilbewusste oder unbewusste Bedürfnisse und formuliert daraus neue Wünsche, die an der Oberfläche (im Bewusstsein) neu gelebt werden können – so weit der stark verkürzt zusammengefasste Weg im Veränderungsprozess einer Psychoanalyse. Das »innere Kind« wäre demnach diese Erdenkugel in einem jüngeren Erdzeitalter.

Die Einschlagshypothese: Krater und Verschmelzungen

Findet ein Trauma, eine Verwundung statt, dann trifft ein Meteorit diese Kugel. Dabei können Teile der Kugel herausgesprengt werden, die Löcher oder Abbruchkanten hinterlassen. Bestimmte psychische Bestandteile verliert die Kugel hierbei. Da es fehlt, wird auch nicht realisiert, dass etwas fehlt. Das Bewusstsein merkt nicht, wenn was fehlt. Traumaüberlebende wissen häufig nicht, dass sie selbst traumatisiert sind. Man muss es diesen Menschen häufig laut und sehr deutlich sagen, dass sie traumatisiert sind!

Traumatisierte Menschen können beispielsweise nicht für sich selbst einstehen, kennen keine eigenen Grenzen und haben kein Gespür (Empathie) für sich oder andere. Da ist nur eine scharfe Abbruchkante. Sich ihr zu nähern macht Angst, macht nervös, macht sehr unruhig und bringt das Gefühl hoher Alarmierung (Erregung). Gefühle werden vermieden oder als nutzlos eingestuft. Sie stören, weil sie beunruhigen.

Das Phänomen, das ich immer wieder beobachten konnte, tritt besonders bei empathielosen, leicht erregbaren, kritikempfindlichen männlichen Narzissten auf, die zudem verächtlich sind gegenüber der Methode Psychotherapie – wie auch prinzipiell gegen den Weg der Veränderung. Es ist bedrohlich, sich diesen eigenen Abbruchkanten und den impulsiven Verteidigungs- und Vermeidungsstrategien zu nähern. Das führt leider häufig zum Therapieabbruch.

Sie bekommen Angst, wenn es zu nah an die eigenen Defizite, an ihre abgesprengten, verlorenen Kompetenzen geht. Beziehungen sind beispielsweise immer bedrohlich, unsicher, wenn diese von klein auf immer so erlebt wurden. Narzisstischer Abbruch in der Beziehung oder im Gespräch spiegelt den Moment, in dem Narzissten an der eigenen, inneren Abbruchkante stehen. Es ist unvorstellbar, selbst verwundet zu sein! Undenkbar, es selbst verschuldet zu haben! Unvorstellbar, verantwortlich zu sein! Abbruch! Abbruch!

Aber Trauma kann auch anders treffen. Trifft der Meteorit auf eine Weise den Planeten, dass Teile von ihm mit den Gesteinsmassen und den tieferen Schichten verschmelzen, kommt es zu anderen Phänomenen. Diese Verbindungen fremden Materials in der gerissenen Wunde nennen sich *Täterintrojekt*. Das gesamte traumatische Ereignis plus das fremde Material kapseln sich im Planeten ab, haben aber durch den Einschlag auch noch Kompetenzen des ursprünglichen Planeten zerstört.

Je mehr solche traumatisierenden Einschläge stattfinden, desto weniger ursprünglich und desto weniger kompetent wird dieser Himmelskörper. Der Zugang zu Bedürfnissen, die Ausprägung und Ausreifung von Gefühlen, das Aushalten und Auflösen von Konflikten und die Ausbildung einer guten, verträglichen und stabilen Persönlichkeit hängen stark davon ab, wie heftig die Traumatisierungen sind.

Menschen, die auf dem Weg, ein erwachsener Mensch zu werden, ein paar wenige und kleine Wunden davontrugen, sind also in emotionaler Sicht weit kompetenter als solche, die förmlich zerschossen sind durch viele kleine oder durch ein paar wenige, dafür aber sehr große Einschläge. Traumaüberlebende sind leider stark den Auswirkungen dieser inneren Einschlüsse ausgeliefert. Kommen sie in die Nähe dieser »Affektkörper« und werden sie darin hineingesogen, kommen sie häufig von allein nicht wieder raus. Das sind dann diese Zustände der Depersonalisation oder Dissoziation. Es kann auch dauerhaft sein, dass jemand dauernd in einem solchen Trauma-Krater sitzt und nicht mehr rauskommt. Hier ist es wichtig, sich professionelle Hilfe zu holen und zum Beispiel rasch EMDR *(Eye Movement Desensitization and Reprocessing)* innerhalb der Traumatherapie zu machen, um diese Zustände aufzulösen und sich wieder mit dem ursprünglichen Planeten zu verbinden.

Wer aber weiterhin in seinen Trauma-Krater reinfällt oder droht reinzuplumpsen, gerät fortlaufend in hohe psychische Anspannungen und Erregungen, und um das zu ertragen, »switcht« das Bewusstsein in den anderen Zustand, in dem dieses Hineinfallen besser zu ertragen ist. Bleibt das dauerhaft erhalten, kann es sogar zum sogenannten Phänomen der *multiplen Persönlichkeit* kommen – eigentlich ein unglücklicher Begriff, der aber beschreibt, wenn mehrere voneinander getrennte Bewusstseinszustände existieren und heute besser dissoziative Identität oder dissoziative Identitätsstörung (DIS oder DID) genannt werden sollte.

Denken Sie jetzt aber nicht: Das betrifft nur andere, die ja sehr krank sein müssen. Nein. Traumaüberlebende und seelisch verwundet sind viele von uns: einige leichter, andere schwerer. Vor allem eine DID können Menschen haben, die ihr Leben in geordneten Bahnen lenken und gut funktionieren – vermutlich mehr, als wir derzeit erahnen!

Opfer von Gewalt haben diese Trauma-Krater in sich, oder es fehlen Bereiche, was Angst und Anspannung erzeugt. Setzt sich nun das *Täterintrojekt* (also diese ungute Verschmelzung des Meteoriten und der eigenen Materie in einem) fort, kommt es zu weiteren Phänomenen. Das *Täterintrojekt* macht in uns weiter, in seiner ganzen grausamen Art. Es ist weiterhin abwertend, zerstörend, kleinmachend, verächtlich und zugleich vielleicht sogar freundlich, glaubwürdig und mächtig. Es wird zur inneren Stimme oder einem inneren Kritiker, zu einer eigenen Überzeugung und sagt uns durch flackerndes Gaslicht, wertlos und schwach zu sein. Es wird zur Kopie eines furchtbaren Ereignisses – die wir nicht loswerden können. Es ist ein Teil von uns geworden. Sogar der Körper hat sich die Stellen des Einschlags gemerkt, die Orte, wo die Schläge trafen, sie brennen heute noch. Sind heute noch taub.

Narzissmus: Zwei Versuche der Traumabewältigung

Meine Hypothese ist, dass in der verwundeten Psyche des narzisstisch agierenden Menschen ein *Täterintrojekt* sein Unwesen treibt. Die Symptome sind eine Folge narzisstischen Missbrauchs der Eltern. Eine Folge narzisstischer Gewalt. Eine Folge dauerhafter emotionaler Vernachlässigung oder übertriebener, aber unpassender Zuwendung.

Das *Täterintrojekt* greift immer wieder das Opfer an. Als sei der Angriff nicht vorbei! Der Angriff des Täterintrojekts setzt den Selbstwert herab. Daher kommt das negative Selbstbild, das narzisstische Personen (vor allem die verwundbaren, die vulnerablen Narzissten) von sich selbst haben. Diese Selbstabwertung führt unweigerlich dazu, andere zu überhöhen und neidisch auf die zu sein, die es (scheinbar oder auch wirklich) besser können.

Alles, was die eigene Wunde bedroht, wird manisch vermieden und vor dem Zugriff anderer verborgen. Wer der Wunde zu nahe kommt, läuft Gefahr, angegriffen zu werden. Die Wunde wird massiv verteidigt. Schuld und Verantwortung haben immer die anderen, denn die anderen bringen das Selbst dazu, dem befürchteten Schmerz zu nahe zu kommen. Die Aggression zum Schutz ist gewalttätig, so wie das Selbst es von seinem *Täterintrojekt* gelernt hat – so wie das *Täterintrojekt* es wortwörtlich dem Selbst »beibrachte«. Daher imitiert der impulsiv-aggressive Narzisst immer die Gewalt des *Täterintrojekts*. Eine bessere, verträglichere Alternative gelingt diesem Selbst nicht. Flankiert werden die Angriffe von Regeln, die nie gebrochen werden dürfen, von Annahmen, die überzogen und ansprüchlich sind, und von der Idee, dass Gewalt und Angriff legitime Verteidigungsstrategien sind. Der andere wird kleingemacht, entmenschlicht, weil er dem Selbst nicht nützt.

Man könnte meinen zu hören: »Ich verachte dich, weil du meine Verletzungen bedrohst und meine Wunde nicht heilen kannst!«

Der Angriff kann vermutlich auch in einem dissoziierten Zustand erfolgen. Dass sich der Gesichtsausdruck und der Blick bei angreifenden Tätern verändern, wird gelegentlich beschrieben. Ob hier ein »Switch« passiert, kann nicht sicher gesagt werden, wird aber bei psychopathisch-sadistischen Tätern von ihren Opfern oft erwähnt.

Viel wahrscheinlicher ist, dass durch den narzisstischen Angriff der andere empfindlich verletzt und traumatisiert werden kann. So setzt sich die Verwundung im anderen fort, und das *Täterintrojekt* wird weitergegeben. Vermutlich wird es über drei Generationen weitergegeben, so die Forschung zum *transgenerationalen Trauma.* Selbst wenn keine Traumaerfahrungen (etwa durch Gewalt) in Familien weitergegeben werden, kann es sein, dass die Enkel die emotionalen Wunden ihrer Großeltern tragen und ahnungslos hierauf reagieren.

Wir sollten daher ernsthaft darüber nachdenken, wie weit die Wunden unserer Großeltern uns noch anrühren. Und ob wir vielleicht verächtlich mit anderen Menschen umgehen, weil wir es nie besser von unseren Vorfahren gelernt haben. Es gibt Hoffnung, denn die Täterintrojekte und die psychischen Wunden verlieren sich über die Generationen. Aber neue kommen hinzu. Und es gibt solche, die nie heilen.

Mit dieser Ausführung wird deutlich, wie auch innere Kinder traumatisierte innere Kinder sein können. Ich hoffe, den Unterschied dargestellt zu haben. Wenn also mit einem funktionierenden und von uns abgespaltenen Anteil des Selbst gearbeitet wird, müssen wir besondere Vorsicht walten lassen, da es vielleicht verwundet ist. Und wenn wir angegriffen werden, auch mit Verachtung, gebt uns die Chance zur Reflexion, ob wir eine Wunde verteidigen müssen, die nicht abheilen kann.

Ninos Wunde: Hinter seinem Lachen sitzt der Terror

Hannahs Bemühen, die traumatischen Hotspots ihres Lebens zu verstehen, brachte uns auf die Idee, wieder Kontakt zu ihren Kindern Nino und Nina aufzunehmen. Nino war 22 und studierte Jura. Er ließ sich auf ein Treffen ein. Nina allerdings wollte keinen Kontakt zu ihrer Mutter. Sie ließ per SMS an Nino verlauten, für einen Kontakt noch nicht bereit zu sein.

Ninas SMS: »Wofür brauchst du mich noch? Ich frage mich, willst du mich nur haben, um mich vorzuzeigen? Leider fühle ich mich nicht geliebt von dir. Ich habe gelernt: Man kann nur so viel Liebe weitergeben, wie man Liebe bekommen hat. Ich habe Angst vor einem Treffen mit dir. Ich brauche noch Zeit. Du musst die Vergangenheit ruhen lassen und nicht immer über Papa herziehen, wenn wir uns sprechen, was mich immer wieder verletzt. Ich will kein schlechtes Wort mehr über Papa hören. Ich möchte auch das Mama-Tochter-Band. Aber nicht so. Du hast dich übrigens nie dafür bei Nino und mir entschuldigt. Vielleicht dauert es noch Jahre, bis ich bereit für dich bin. Dann melde ich mich. Deine Nina.«

Hannahs Hoffnung, dass ihre Kinder keine wie auch immer geartete Auffälligkeit ihres Charakters hatten, platzte, als sie Ninas SMS las. Hannah verstand nicht ganz, warum Nina ihr diese Schuld gab. Doch erneut versuchte sie, Stärke zu zeigen, indem sie die Schuld annahm – in der Hoffnung, Nina irgendwann wiederzusehen.

Nino zuckte mit den Schultern, als er Hannah die SMS zeigte und auffällig breit grinste. »Nina ist noch sauer. Und Papa ist offensichtlich geisteskrank.« Wieder grinste Nino. Hannah freute sich, diesen etwas zu oft grinsenden jungen Mann da vor sich sitzen zu sehen. Es berührte sie sehr.

»Warum ist Papa geisteskrank?«, fragte Hannah. Hans lebte wohl weiterhin in Frankreich. Er und die Kinder hatten kaum Kontakt.

»Papa glaubt alles, was er sagt. Damit ist er so authentisch. Ein Lügner weiß ja, dass er lügt. Diesen Zweifel merkt man. Bei ihm nicht. Er glaubt seine eigenen Lügen. Er tut immer so, als sei er das Unschuldslamm. ›Ich war nicht immer der beste Papa‹, sagt er. Das klingt wie Hohn.«

Hannah atmete tief durch. Sie war überrascht, dass Nino seinen Vater so gut durchschaute.

»Letztens sagte er zu mir, Nina sei ein psychisches Wrack. Ich sagte ihm: ›Das ist die Folge deiner Erziehung.‹ Ja, und dann erinnerte sich Papa, dass ich mich an alles erinnerte.«

Reflexartig grinste Nino. Hannah stutzte. Was würde nun kommen, dachte sie.

Nino kamen die Worte nicht so leicht über die Lippen. »Er hat mich zerstört«, sagte er gequält.

Hannah näherte sich Nino, nahm seine beiden Hände und sagte: »Man sollte auch irgendwann nicht mehr darüber lachen.«

Daraufhin lachte er abfällig, sammelte sich und sagte: »Erinnerst du dich, als ich im Krankenhaus war? Mit zwölf? Der Unfall. Wo ich mir die Nase gebrochen hatte?«

Hannah erinnerte sich. Nino war beim Spielen vom Baum gefallen. Auf den Lattenzaun. Üble Verletzung. Das Nasenseptum war gerissen. Blutete. Musste notfallmäßig operiert werden. Danach sah Nino aus wie nach einem Boxkampf.

»Es war nicht der Zaun. Es war Papa. Als ich mit dem Fahrrad auf den Hof fuhr, schlug er mir mit dem Kantholz mitten ins Gesicht.«

Hannah schossen die Tränen in die Augen, in ihr blockierte plötzlich alles: »Wieso ...?«

Nino sah sie mit nassen Augen an. »Wieso ich es niemandem gesagt habe? In dem Augenblick, als es passierte, da habe ich das nicht so gecheckt. Als ich mit dem Fahrrad auf den Hof kam, schlug mein Kopf plötzlich nach hinten. Ich bin mit diesem brennenden Gefühl im Gesicht einfach ins Haus. Hab das kaum gemerkt. Muss verwirrt gewesen sein. Bis dann überall Blut war. Ich weiß gar nicht, wie ich ins Krankenhaus kam. Jemand muss mich gefahren haben. Ich habe allen erzählt, ich wäre vom Baum auf den Zaun gefallen. Das haben alle geglaubt. Du auch.«

»Warum hast du mir später nicht davon erzählt?«

»Ich war mir nicht sicher. War es vielleicht aus Versehen passiert? Konnte es Absicht gewesen sein? Vielleicht fand ich das normal. Er gab mir schließlich oft Schläge.«

Nino musste sich danach von den Müttern aus der Nachbarschaft anhören, dass er eine negative Energie ausstrahlte, und ihm wurde der Umgang mit ihren Kindern verboten. Nino spürte diese negative Energie nicht, die er angeblich aussendete. War es die seines Vaters, die er und sein Körper eingespeichert hatten und weitergaben? Es war nicht seine. Er merkte nur, so unendlich allein zu sein. Er merkte nur, wie unsicher und wenig tragend der Kontakt zu den anderen Kids und den Erwachsenen in der Nachbarschaft war. Er suchte weiterhin Anschluss und Freunde. Was ihn innerlich noch unruhiger machte.

Ruhe fand er paradoxerweise immer nur in der Schule. Dort kümmerte er sich ehrenamtlich um die Schülerzeitung. Im Redaktionsbüro war er bei jeder Gelegenheit. Da lief ihm niemand über den Weg. Da war er abgeschottet und kam zur Ruhe. Nino hätte als Schüler noch mehr geglänzt, wenn seine Aufmerksamkeit besser gewesen wäre. Nur war er innerlich ständig von dieser Unruhe abgelenkt. Manchmal träumte er sich weg. Manchmal fühlte er sich kaum da.

Er legte sich gern mit seinen Lehrern an. Das war ein wenig so, wie sich mit Papa anzulegen. Es war in der Übertragung genau das. Er wusste: Anerkennung gibt es nicht. Nur sein Vater bekam die

Anerkennung. Dafür war Nino da. Und alle anderen Menschen im Umfeld des Vaters. Aber um selbst was zu erreichen, musste Nino immer das Außergewöhnliche tun. Das außergewöhnlich Krasse. Er war nie gewalttätig. Wenn Nino etwas ungerecht fand, sprang sein hoher Gerechtigkeitssinn an. Dann brüllte er. Aber nur zu Hause. Nach außen musste immer alles super sein, auch das Benehmen.

Nino war immer auf das Schlimmste vorbereitet. Das bescherte ihm ein einigermaßen stabiles Leben. Denn trat das Schlimmste nicht ein, lächelte er. So kann Glück auch funktionieren. Die anderen profitierten von Ninos kognitivem Defätismus. Er hatte immer die nötigen Dinge dabei, wenn er mit den anderen Kids unterwegs war: Geld, Pflaster, Taschenmesser, Taschenlampe, später auch Aspirin. Nino mochte große Geländewagen und hatte sich mit allerlei Survival-Gimmicks ausstaffiert. Er war immer vorbereitet, wurde ein echter Experte für *negative Kausalität:* Er malte sich die Zukunft in den schlechtesten Farben aus, um sich zu freuen, dass das Befürchtete nicht eintrat. Er hielt sich sogar für einen *Stoiker,* für jemanden, der nie aus der Haut fuhr und den Gleichmut kultivierte. Für jemanden, der mit dem Schlechten gut umgehen konnte, weil er vom selbigen stets ausging – und sich freuen konnte, wenn es besser kam, was meistens der Fall war.

Aber Nino hatte ein Problem, sich zu entspannen. Nichts zu tun war keine Option für ihn. »Ich konnte mich nie beruhigen. Zu Hause habe ich immer laut geschrien. Es gab nie eine Entschuldigung. Ich musste nur lange genug warten, dann war alles wieder gut. Aber durch die Hölle bin ich gegangen. Und Nina ging es immer schlimmer. Sie hat Borderline. Ist sogar in einer Klinik.«

Als Nino das sagte, stand er auf und stellte sich etwas arrogant vor seine Mutter. »Du hast uns im Stich bei diesem Monster gelassen!«

Hannah tat es so unendlich leid. Sie wollte widersprechen. Aber sie hatte Angst, Nino würde sie daraufhin gleich wieder verlassen. Außerdem richtete Nino seinen Blick geistesabwesend nach innen und war für Hannah nicht mehr erreichbar.

»Ich habe lange überlegt«, sagte er. »Ich schwankte zwischen Hass, Wut oder Verachtung. Ich habe lange, sehr lange überlegt und getrauert. Ich hasse euch alle, unsere ganze Familie. Nur deswegen bin ich hier, um dir zu sagen: Ich verachte dich.« Nach diesen ruhig ausgesprochenen Worten wandte er sich um und ging.

Ninos Revanche: Narzissmus als komplexe Traumafolgestörung

Mit dieser Geschichte war klar: Nino zeigt Symptome einer komplexen Traumafolgestörung (kPTBS). Er war noch heute immer am Machen und Tun, statt zur Ruhe zu kommen. Er konnte keinem Menschen über den Weg trauen. Dauerhaft befürchtete er Verrat. Immer noch suchte er nach Anerkennung für die körperliche und emotionale Gewalt, mit der er aufgewachsen war. Damit erfüllte seine Symptomatik das narzisstische Prinzip. Ninos Geschichte schien den Beweis zu liefern, dass sein Narzissmus eine komplexe Traumafolgestörung ist. Persönlichkeitseigenschaften verändern sich erheblich unter einer Traumatisierung.

Der narzisstische Missbrauch des Vaters an Nino ging viele Jahre weiter, als der Kontakt zur Mutter abgebrochen worden war. Immer wenn Nino Kontakt zu seinem Vater hatte, war er anschließend verstört. Nino führte Selbstgespräche und korrigierte seine inneren Stimmen, die laut wurden und ihm sagten, was für ein Stück Dreck und wie kaputt er in der Birne war.

Das war die Stimme seines Vaters, die sich in ihm verselbstständigte.

Eines Tages nahm Nino allen Mut zusammen und reiste zu seinem Vater nach Südfrankreich. Etwas trieb ihn zu ihm. Nino wollte eine Entscheidung treffen, und dafür fehlte ihm noch eine Information. Wie würde sein Vater darauf reagieren, wenn er ihn mit seinen Untaten konfrontierte? Nino wollte seinem Vater endlich mitteilen, dass er ihn anwiderte.

Sie standen an der Strandmauer und sahen aufs Meer. Der Wind blies stark, und die Sonne war warm. Unaufhörlich rollten kräftige Wellen heran, die am Strand laut schäumend brachen. Sie mussten sich etwas anbrüllen, um sich gegen den Wind und den Krach der Wellen verständlich zu machen.

»Du behandelst die Leute wie Scheiße. Uns eingenommen«, rief Nino.

»Ja«, rief Hans zurück mit festem Blick auf Strand und Meer, »ich bin nicht immer als Papa perfekt gewesen. Aber im Grunde genommen bin ich der Beste!«

»Du bist Abschaum«, sagte Nino.

Hans ließ sich nichts anmerken, aber Nino wusste, wie sehr ihn das traf.

Nino wurde Staatsanwalt. Sein Sinn für Gerechtigkeit sollte ihn antreiben. Die Welt war ungerecht. Anders als sein Vater, der sich auf die Schlachten vor Gericht gefreut hatte, hoffte Nino, ein gerechter Anwalt für die Menschen zu werden, in deren Auftrag er Verbrecher, wie sein Vater einer war, ins Gefängnis bringen konnte.

Seine Lebensphilosophie sollte eine des Kampfes und des unbedingten Erfolges werden. Dafür brauchte er seinen Narzissmus. Nino würde die Bewältigung seiner Erfahrungen als Kind in der Strafverfolgung reinszenieren. Seine Hoffnung war, jene darin zu stoppen, ähnlich Widerliches zu tun, was ihm selbst passiert war. Der springende Punkt war nur: Würde er das auf eine angemessene

Weise tun? Oder würde er sich von seinen wütenden Affekten davonreißen lassen, wenn ihn sein Narzissmus *kickte* und die Verbrecher vor ihm saßen? Hätte er da seine Verachtung vor diesen Menschen im Griff?

Die Verbrecher von morgen wachsen ohne Liebe auf

Eine Welle der Verachtung rollt durch unsere Gesellschaft. Sie trifft jeden und zeigt sich bei den Schwächsten. Männer greifen Frauen und Kinder an. Frauen greifen Kinder an. Jeden Tag. Es trifft immer die Schwächeren. Den Ursprung dieser Welle werden wir nie fassen, denn er liegt in der Vergangenheit: Tiefer Neid und die Folgen einer zerschossenen Menschlichkeit prägen viele Menschen und schwappen weiterhin hindurch. Die Welle kommt von allen Seiten auf uns zu. Die Wellenbrecher müssen um uns herumliegen: Sie tragen die Namen Gelassenheit, Liebe, Würde, Bescheidenheit und Demut.

Wellenbrecher: Umgang mit dem narzisstischen Prinzip

Ähnlich scheint mir das mit dem heutigen Trend in der öffentlichen Debatte um das Thema Narzissmus zu sein. Ist es besser, jemanden so zu bezeichnen oder zu überlegen, was es für Folgen hat, jemanden so zu bezeichnen? Vermutlich ist es hilfreicher, so konkret wie möglich zu kritisieren, statt nur einer pathologisierenden Annahme zu folgen und dafür auch noch Beweise zu fordern. Man kann auch nicht gleich mit jemandem, den man neu kennenlernt, die begleitende Paartherapie starten. Man kann sich nicht nach Richtig und Falsch richten, wenn es erst im Ergebnis (womöglich) eine Spaltung oder einen Konflikt gibt.

Es kommt darauf an, das narzisstische Prinzip zu begrenzen, ohne den Kontakt zu ihm zu verlieren. Mit anderen Worten: Statt alle Narzissmusverdächtigen zu meiden, lerne, mit dem Narzissmus umzugehen. Dafür gibt es mehrere Möglichkeiten, die wir uns im Folgenden der Reihe nach ansehen.

Zunächst geht es darum, wie wir auf *Projektion* reagieren können. Als Empfänger der Projektion ist man die Leinwand für den Film des anderen, in dem unerfüllbare Erwartungen, besorgniserregende Annahmen und allerlei großartige Illusionen laufen.

Man könnte sagen: »Ich merke, du siehst mich in einer Weise, die ich nicht bin. Ich glaube, du siehst da etwas in mir, das ich nicht bin. Ich vermute, dass du in mir siehst, was du selbst bist. Nur brauche ich jetzt ein wenig Abstand. Ich bin an dir interessiert und möchte das weiter mit dir besprechen.«

Bei der *projektiven Identifikation* provoziert jemand so lang in der Projektion, bis einer so reagiert und wahrnimmt, wie der Absender sich selbst wahrnimmt. Damit erhält man eine Eigenschaft, die einem fremd vorkommt und die man auch wieder loswerden will. Man fühlt dann auch tatsächlich, was der andere fühlt – und das stört oder nervt sehr. Hier eine kritische Haltung zum Verhalten zu finden, ist schwierig.

Man könnte sagen: »Was du mit mir tust, passt mir irgendwie nicht. Ich verstehe, glaube ich, was du meinst, aber es ist nicht meins. Das ist deins. Und das Gefühl, das es in mir macht, ist auch deins. So musst du dich wohlfühlen. Gib mir eine Pause, dass ich wahrnehme, was das mit mir macht und was ich davon für mich annehmen kann, und dann greifen wir das Thema wieder gemeinsam auf.«

Bei der *Spaltung* kommt es zum Entweder-oder: »Bist du nicht auf meiner Seite, dann bist du auf der anderen.« Die Welt, die Menschen und Beziehungen sind schlecht, unsicher, feindselig und bedrohlich. Jemand muss die Verantwortung übernehmen, jemand ist schuldig. Es ist nie eine gegenseitige Wechselwirkung. Es ist immer nur »schwarz oder weiß« und »richtig oder falsch«.

Auf der persönlichen Heldenreise jedes Einzelnen gibt es nicht nur Freunde und Feinde, sondern es ist die Auflösung dieser Spaltung, die Heilung bringt. Das einfache Narrativ der Guten und Bösen kann nur dahin gehend aufgelöst werden zu verstehen, was es für Folgen hat, so zu denken und zu handeln.

Man könnte sagen: »Ich beobachte schon eine Weile, wie du die Dinge stark bewertest und sie in Kategorien fasst, wie richtig und falsch. Das erzeugt in mir Spannungen, denn für mich ist nicht alles so hart zu bewerten. Ich kann so vieles auch gut sein lassen. Ich brauche Zeit, mir zu überlegen, was das mit mir macht. Meine Welt ist komplizierter, und wenn ich mit mir wieder klar bin, können wir sehr gern darüber weitersprechen.«

Die *Permissivität* der Empfänger ist hoch, wenn sie Verwundete sind. Wunden machen durchlässig. Als Verwundete machen wir uns manchmal zum passenden Gegenstück dieser narzisstischen Umgangsformen. Die Gemeinsamkeit einer tiefen Wunde spiegelt sich, und die Reinszenierung kann beginnen. Damit ist der Tolerante, der Helfer und Retter, der zweite Teil des Problems. Man muss aber parteiisch werden, wenn der permissive Teil in dieser Beziehung zugrunde geht.

Man müsste dem narzisstischen Part sagen: »Hör auf damit, die Grenzen ständig zu verschieben und einzureißen.« Dem Echo (dem Komplementär-Narzissten) aber müsste man zurufen: »Hör damit auf, die eigenen Grenzen ständig aufzulösen und so unbedacht offen stehen zu lassen.«

Die *feindselig-unsicheren Bindungen* müssen wir abpuffern. Sich an jemanden anzupassen, der unsicher und feindselig ist, ist das eine. Aber ohnmächtig und schutzlos sich von jemandem verwunden zu lassen ist das andere. Ich plädiere, niemals gutzuheißen oder zu tolerieren, wenn etwas Zerstörerisches am Werk ist. Beobachten oder erleiden wir Traumatisierung, dann müssen ein lauter Aufschrei und eine Empörung erfolgen. Aber nicht durch den übertriebenen Gebrauch von Pathologisierung und Verächtlichmachung durch Begriffe (»Du Narzisst!« oder »Du Opfer!«), die für Diagnosen oder Leiden stehen.

Man könnte sagen: »Bevor du über jemanden ablästerst und ihn zum Feind deklarierst, schaue, was dein eigenes Problem ist.« In Abwesenheit des anderen parteiisch zu werden ist halt unklug und unfair. Oder wie ein Klient sagte: Das ist dann asozial. Wir haben die Chance, an unserer eigenen verächtlichen Seite zu arbeiten, was dennoch passiert und leider auch vonseiten der *victims* häufig feindselig reinszeniert wird – besonders in den laienhaften (a)sozialen Medien, die von toxischen Aufklärern (sogenannten *life coaches*) voll sind, die nicht selten selbst unter dem Dunning-Kruger-Effekt[24] unwissend leiden. Nur wenige narzissmusdiagnostizierte Betroffene outen sich daher, aus Angst davor, von Hatespeech getroffen zu werden, wie Lina Narzisse (Insta: @diagnostizierte_narzisstin) mir bestätigt.

Man könnte sagen: »Dein Verhalten löst gerade in mir starke Reaktionen aus. Ich brauche etwas Zeit, das zu verarbeiten. Denn ich muss verstehen, ob ich hier etwas vermische. Ob dein Verhalten Erinnerungen in mir auslöst. Ich möchte verstehen, warum ich dich jetzt als feindselig und verletzend wahrnehme. Vielleicht hast du mich nicht verletzt. Aber es fühlt sich in mir so an. Ich möchte verstehen, ob ich selbst solche Sachen wie Projektion und Spaltung betreibe und dich zum Sündenbock mache, für eine Schuld, die du nicht hast.«

Natürlich spricht man in der Regel nicht so, wie ich es empfehle. Dennoch ist es gut, sich an diese Empfehlung zu halten, damit solche Dinge überhaupt zur Sprache kommen. In der realen Situation ist es natürlich in Ordnung, wenn man es schließlich anders sagt oder mehrere Anläufe braucht, um sich auszudrücken.

Zur Info: Paartherapie bei schwierigen narzisstischen Partnern

Ich ziehe meine Paartherapie immer nach einem eher unkonventionellen Schema durch: erst Einzeltermine mit den Partnern, um fundierte Informationen zu erhalten – ohne mich dabei auf eine Seite ziehen zu lassen. So erlebe ich die Person ohne Wechselwirkung mit dem Partner.

Dann kommt der gemeinsame Paartermin, in dem die Wechselwirkung und die Inszenierung der Beziehung beobachtet werden können. Häufig findet der entscheidende Informationsgewinn (die Wahrheit) erst im Kontrast zwischen Einzel- und Paartermin statt. Ohne Einzeltermin würde sich das System mit seinen Tricks, Täuschungen und Reaktionsspiralen fortsetzen. In der hitzigen Paarsitzung fühle ich mich nicht selten wie ein Zenturio, der zwei aufgescheuchte Pferde am Karren hat. Das Ziel des Galopps ist, beide zu beruhigen und miteinander in eine Passung zu bringen. Dabei kommt es darauf an, sich wiederholende Muster zu durchbrechen. Dieses versuche ich durch pointierte Bemerkungen zu hinterfragen: Wofür brauchen Sie eigentlich einen Therapeuten? Wofür brauchen Sie jene Haltung oder Reaktion? Warum führen Sie diese Beziehung? Wo waren Sie, als Sie Ihren Narzissten kennenlernten? Was suchen Sie in der Beziehung? Fragen über Fragen. Das kurzfristige Ziel: Das Paar muss wieder in einen hilfreichen Dialog und in die rettende Veränderung finden.

Jeder Mensch hat eine eigene Toleranzgrenze, die ich gern *Verträglichkeit* nenne. Diese hängt sehr davon ab, wie sehr Verhalten und Werte zueinanderpassen. Für jemanden kann es völlig *nice* sein, eine fremde Frau in Gegenwart der Beziehung anzuflirten. Erst wenn geteilte Werte verletzt oder ein vereinbartes System verlassen und zerstört wird, macht das jemanden unverträglich. Die Lösung kann demnach nicht sein, sich verträglich zu machen, obschon man es nicht ist. Unerträgliches zu schlucken ist das problematischste Lösungsverhalten. Sagt, was euch nicht passt! Sagt es nett.

Dabei liegt die Unverträglichkeit auch in der eigenen Biografie und nicht allein im Gegenüber. Der andere löst nur die eigenen Unverträglichkeitserfahrungen aus. Es kommt einer Selbstvergiftung gleich, das Unerträgliche ständig zu schlucken.

Fragen an unsere Kindheit: Großartig oder verletzt?

Herauszufinden, was zu einem besser passt, wenn die ein oder andere emotionale Dimension optimiert werden kann, ermöglicht die reflektierte Arbeit der Emotionen. Selbstempathie schult sich, wenn wir uns fragen: Was passt zu mir? Was befriedigt meine Bedürfnisse? Welche Bedürfnisse habe ich? Was kann ich gut und was kann ich weniger gut emotional ertragen? Da wir nicht radikal unseren emotionalen Stil ändern können, macht es durchaus Sinn, ein passendes Umfeld zu suchen, in das unser emotionaler Stil gut reinpasst. Das gilt auch für unsere zwischenmenschlichen Beziehungen.

Um die Empathie und Selbstempathie zu vertiefen, lohnt der Blick in die eigene biografische Vergangenheit, denn nicht immer liegt das Ziel vor einem, sondern hinter einem. Das Ziel ist herauszufinden, wo sich narzisstische Muster etablierten und möglicherweise Spuren der Verachtung und Abwertung liegen – herauszufinden, wo die Saat der Verachtung in uns oder im Leben unseres Lieblingsnarzissten liegt.

Erinnern wir uns gemeinsam an die ersten 16 Jahre unseres Lebens. Einerseits interessieren uns typische Erfahrungen, die wir mit unseren Eltern und dem Umfeld machten. Diese prägen grundsätzlich. Individuelle Prägungen erfolgen durch außergewöhnliche Einzelereignisse. Ihr eigener, genetisch und emotional angelegter emotionaler Stil reagiert auf diese Umwelt. Damit erklärt sich, warum selbst Geschwister dieselbe Familie unterschiedlich erleben. Diese Tipps sind wichtig, vor allem für die Menschen, die ungeschützt und ich-schwach sind: unsere Kinder. Denn knapp zwanzig Jahre ihres Lebens sind es die Kinder, die unausgesprochen angepasst sind – auch an ein möglicherweise menschenverachtendes System namens Familie.

Hier sitzen traumatisierende Frühereignisse, die ACE *(Adverse Childhood Experiences),* die ein Leben lang weiterherrschen und nachweislich körperlich wie psychisch krank machen. Heute kann man viel feiner testen, ob psychische Frühereignisse eher die grandiose oder die verletzliche narzisstische Seite in einem prägten.

Damit Sie Ihrer eigenen narzisstischen Neigung auf die Schliche kommen können, stelle ich Ihnen hier die Auswertung der Ergebnisse des FKPS-49[25], eines Fragebogens zu Kindheitserfahrungen nach Robert Mestel, vor. An Verachtung litten vermutlich die selbstunsicheren und verletzlichen, weniger die grandiosen Narzissten.

Grandioser Narzissmus entwickelt sich vermutlich eher, wenn folgende Bedingungen erfüllt sind:

- man wächst in einer Familie mit höherem Status oder in einer wohlhabenden Familie auf,
- man ist als Kind bereits von der Anlage her eher dominant, belohnungssensitiv (hat auf Lob außergewöhnlich positiv reagiert), ist unabhängig (hat die Regeln selbst bestimmt, »sein Ding gemacht«), ist wenig verhaltensgehemmt (schüchtern) und hat besondere Talente oder Merkmale (etwa gutes Aussehen, sehr gute Leistungen, in Sport, Musik und Schule),
- die Erziehung war geprägt von wenig Grenzsetzung (man konnte als Kind die Normen aufstellen) oder man hat sich wenig

sagen lassen – häufig haben die Eltern einen bewundert und hervorgehoben,
- eine Ausnahme gibt es: Wenige grandiose Narzissten wurden von Vater oder Mutter stärker herabgesetzt und nicht bewundert/idealisiert und kompensieren diese Kränkung dann mit grandiosem, überheblichem Verhalten.

Selbstunsicherheit entwickelt sich vermutlich eher, wenn folgende Bedingungen erfüllt werden:

- aufgewachsen in einer Familie mit geringerem Status oder weniger Wohlstand,
- als Kind war man bereits von der Anlage her stärker verhaltensgehemmt (schüchtern) und sehr wenig dominant,
- man hatte mindestens einen dominanten, kühleren und entwertenden (verachtenden!) Elternteil, oft den Vater (es ist möglich, dass der andere Elternteil ebenso schüchtern, ängstlich oder auch überfürsorglich war) – man wurde selten bewundert oder idealisiert und stärker kontrolliert (durch Strenge oder Überfürsorge).

Verletzlicher Narzissmus entwickelt sich vermutlich eher durch eine Mischung der Erfahrungen der beiden geschilderten entgegengesetzten Typen:

- die Erziehung war eher geprägt von Kühle der Eltern und Entwertungen (auch durch Verachtung!) und gelegentlicher Bewunderung und Idealisierung. Es ist gut möglich, dass die Eltern einen für ihre eigenen Träume »benutzt« haben (zum Beispiel sollte man ein toller Sportler, Musiker oder Arzt werden, weil

die Eltern das nicht erreicht haben) – das ist *narzisstische Ausbeutung,*
- verletzte Narzissten spüren die hohen Ansprüche, haben aber massive Furcht davor, diesen nicht zu genügen (Selbstverachtung!) und gekränkt zu werden.

Typisches Kinder-Verhalten bei narzisstischen Eltern

Der perfekte Schwiegersohn, der wenig grandios, aber noch stabil genug und nicht so kränkbar empfindlich reagiert, wäre also jemand, dessen Eltern nicht alles durchgehen lassen, ihn nicht übermäßig bewundern, aber fordern. Sie drosseln sein unabhängiges Dominanzverhalten durch Reflexion und Korrektur. Sie setzen nicht allein auf Belohnungsstrategien, sondern auch auf Empathie und Bindungsarbeit. Bindungsarbeit bedeutet, viel gemeinsame Zeit zu verbringen, gemeinsame Mahlzeiten einzunehmen, Freizeit zu teilen und sich empathisch, zuhörend und fühlend zu begegnen. Dann berühren und spiegeln sich die menschlichen Seiten, das reguliert und beruhigt.

Manchmal passt man dennoch nicht hinein in eine narzisstische Familie. Die Rolle des Kindes kann darin sehr unterschiedlich sein. Wie so häufig im Leben spielt man nicht immer nur eine Rolle, sondern mehrere – und damit ist es gleich viel komplizierter.

Das *Goldkind* wird idealisiert und auf Händen getragen und ist die Erweiterung des narzisstischen Selbst der Eltern. Das Risiko ist erheblich, dass das Kind ein sogenanntes »falsches Selbst« entwickelt, also ein zu positives Selbstbild, mit dem es dann in der realen Welt scheitert. Hieraus können erfolglose Narzissten werden, die in die Welt voller Verachtung blicken, weil ihnen nichts gelingt. Im Familiensystem wird das Goldkind häufig gegen seine Geschwister ausgespielt, was bereits früh typisches

Konkurrenzverhalten setzt. Das Goldkind mag sich dann selbst immer in Konkurrenz zu anderen wahrnehmen, sogar zu den eigenen Kindern.

Das *Gaslicht-Kind* (gehirngewaschene Kind) ist stark mit den missbräuchlich verdrehten Idealen der Eltern kontaminiert. Es kann und will nicht wahrhaben, was alles an Unzulänglichkeiten und Traumatisierungen passiert. Es glaubt, dass alles aus hohen Idealen wie aus Liebe, aus Altruismus oder Opferbereitschaft geschieht, auch das Unrecht. Das Unrecht wird zur Pflicht und kehrt kritische, helfende Stimmen ins Gegenteil. Hilfestellungen außerhalb des Familiensystems gelten immer als Angriffe. Es ist stark mit der Familie verbunden und kann sich aus der manipulativen Klammer kaum lösen. Erwacht es, so nur durch einen sehr schmerzhaften Prozess der Trauer und des Abschieds. Was sich so anfühlen muss, wie all das aufzugeben, wofür man ein Leben geglaubt und gekämpft hat. Und die Eltern mit Verachtung zu strafen.

Das *Schwarze-Schaf-Kind* dient der Familie als Blitzableiter, Sündenbock und Projektionsfläche aller Unzulänglichkeiten. Was in der Familie schiefläuft, wird in aller Konsequenz auf das Kind geschoben. Logischerweise kann hier nur ein sehr schwaches Selbstwertgefühl entstehen. Aus Zorn und Wut kann auch Verachtung werden, sich impulsiv abzureagieren und dem Kind die Zukunft zu torpedieren. Die Selbstabwertung und Selbstzerstörung sind die größten Gefahren, die sich hieraus ableiten lassen. In Extremfällen kann nur eine grandiose Kompensation korrigierend helfen.

Das *Harmonie-Kind* übernimmt die elterliche Verantwortung. Es fühlt sich verpflichtet, zwischen den streitenden Familienangehörigen zu schlichten. Dabei gibt es sich selbst fortlaufend auf, ohne zu realisieren, dass es nie die eigene Aufgabe war, das Problem der Erwachsenen zu lösen. Den großen Kindern – also den unreifen

Eltern, die, ohne es zu wollen, dem Kind die Streitschlichterrolle gegeben haben – spielt das in die Karten, denn sie selbst lernten nie, Konflikte sinnvoll zu lösen. Diese Aufgabe des Moderators und Schlichters übernimmt das Kind. Es verlernt, eigene Grenzen zu spüren. Anerkennung erhält es nur, wenn es sich in die schlimmsten Auseinandersetzungen wirft, diese negative Energie in sich aufnimmt und zum Komplizen wird. Später wird hieraus ein Helfer-und-Retter-Syndrom – die perfekte Beute für narzisstisch-missbräuchliche Menschen.

Das *Truth-Teller-Kind* ist ein schlaues Kerlchen, das die unreifen Erwachsenen rasch durchschaut und mit ihren Unzulänglichkeiten konfrontiert. Damit wird das Kind aber zur Bedrohung narzisstischer Eltern. Denn ihre Fassade gerät aus den eigenen Reihen unter Beschuss. Dieses *friendly fire* wird durch die Eltern angegangen. Es kann zu massiven Traumatisierungen, auch durch Gewalt, Vernachlässigung und Isolation, kommen. Da diese Kinder sehr reflektiert sind, das Unrecht erkennen, sind sie vermutlich sehr robust und überstehen ihre Kindheit einigermaßen. Ihre Lektion ist dennoch bitter, denn sie machen die Erfahrung, dass es sich nicht lohnt, für die Wahrheit einzustehen. Es ist schlauer, den Mund zu halten und sich zurückzuziehen – das denken sie jedenfalls. Mutigere Kinder, die sich treu bleiben, werden ihre Fähigkeit, hinter die Fassade zu blicken, im weiteren Leben gewinnbringend nutzen. Ihre Eltern aber werden sie vermutlich für ihre heuchlerische Doppelmoral verachten.

Das *Gespenst-Kind* leidet unter einer dauerhaften Vernachlässigung. Es ist unsichtbar für seine Eltern, wird weder emotional noch faktisch gespiegelt. Es erfährt keine Aufwertung und auch keine Abwertung, sondern nur neutrale Gleichgültigkeit. Empathie und soziale Fertigkeiten werden kaum ausgebildet, aber es hat Zugang zu sich selbst. Denn das Selbst ist sein einziger intimer

Sozialkontakt. Familie hat kaum einen Wert für das Geisterkind, und so kann es sich im Erwachsenenalter leicht und lautlos mit einem verächtlichen Blick von ihr lösen. Das soll also Familie gewesen sein? Bei Geisterkindern, die die Anbindung an die Familie behalten wollen, kann sich der Kampf ums Gesehenwerden bis ins späte Erwachsenenalter fortsetzen.

Das *Arschloch-Kind (Systemsprenger-Kind)* nimmt sich, was es braucht, ist immer dominant, hält immer dagegen, verhält sich destruktiv, entweder aktiv oder passiv aggressiv. Es ist zur Selbstrücknahme unfähig oder nicht willens. Es zeigt Gewaltverhalten. Vermutlich ist es im Sturm der Überkompensation und unfähig, sich selbstwirksam zu regulieren. In so einem Kind, das zu laut, zu viel oder zu wild ist, würde ich eine tiefe Wunde vermuten – wie auch beim in sich gekehrten, zu stillen und verschlossenen Kind.

Es ist Ausdruck elterlicher Abwertung und Verachtung, das eigene Kind als »Arschloch« zu bezeichnen. Es sagt damit mehr über die Inkompetenz der Eltern aus, als denen vermutlich bewusst ist. Ausnahmen bestätigen, dass Eltern von Kindern mit einem Aufmerksamkeitsdefizit-Hyperaktivitäts-Syndrom (ADHS) tatsächlich in konstanter Überforderung leben mit der Erziehung und Bändigung ihres Kindes.

In jeder Hinsicht laufen Kinder narzisstischer Eltern immer die Gefahr, selbst narzisstisch zu werden, komplementär-narzisstisch oder unreflektiert in abhängige Beziehungen zu einem narzisstischen Partner zu geraten. Wer in der kindlichen Rolle weiterlebt und sich ein *narzisstisches Skript* in sein Leben reingeschrieben hat, wird nach diesem erlernten Prinzip weiterleben. Oder jemand schreibt dieses Skript behutsam um. Jemand mit feinem Sachverstand, der weiß, wo man die Schreibfeder neu ansetzen kann.

Das fein austarierte Selbstwertgefühl entkoppeln

Man kann sagen, dass narzisstische Menschen entweder an Selbstüberschätzung (Selbstwertüberhöhung) oder an Selbstverachtung (Selbstwertabwertung) leiden. Oftmals sind sie von beiden betroffen, denn die Selbstüberhöhung dient oft der Verdeckung der Selbstverachtung. Doch es gibt auch Narzisstinnen oder Narzissten, die sich lediglich in der Abwertung einrichten, dann tendieren sie zu den verdeckten Spielformen.

Eine Therapie folgt stets der Herstellung einer Selbstwertbalance, also einem Selbstwertausgleich.

Doch wie kommt es zum instabilen Selbstwert beim Narzissmus? Das zentrale Problem im Narzissmus ist, wenn das Selbstwertgefühl an etwas gekoppelt ist, das einem wichtig ist. Damit steigt und fällt der Selbstwert abhängig von äußeren und inneren Einflüssen. Die Selbstabwertung passiert, sobald das Selbst sich kleingemacht fühlt durch so eine Koppelung, etwa durch Botschaften wie: »Egal, was du anziehst, nichts steht dir.«

Wer versucht, die Abwertung durch Überhöhung auszugleichen, also ein Extrem durch ein anderes auszutauschen, wendet dabei sehr viel psychische Energie auf. Die Korrektur sowohl der Überhöhung als auch der Abwertung ist mit sehr viel Aufwand verbunden. Selbst geringste Anlässe werden dazu genutzt (missbraucht), das Gefühl des Kleinseins abzugeben, um mindestens das Gefühl des Normalseins oder unbedingt das Gefühl des Großseins zu erreichen.

Das innere unbewusste (teilbewusste) Bemühen erscheint für Außenstehende oft unangebracht, mühsam, aufgezwungen, sperrig und künstlich. Denn Außenstehende wissen nicht um den inneren Kampf, den die Person führt, das Gefühl des Kleinseins zu überwinden.

Dieses Gefühl kann aber im Falle des Narzissmus nur über einen bewertenden Hebel korrigiert werden. Es kann nicht durch

Loslassen und Akzeptanz erreicht werden. Das Korrigieren ist wie ein Wagenheber, der notwendigerweise an Dingen, Gegenständen und anderen Menschen ansetzen muss. An bewertbaren Dingen (Statussymbolen) und Menschen: vorrangig an deren Status und deren (sexueller) Nutzbarkeit. Deswegen vergleichen sich Narzissten immer wieder. Sachen, Status und Sex sind die besten narzisstischen Gründe, den Hebel zu bedienen.

Das Individuum hat nur über diese Hebelwirkung gelernt, das eigene Gefühl, den Wert des eigenen Selbst zu regulieren. Das Ziel eines Gespräches mit einer narzisstisch-selbstwertkleinen Person ist damit immer die Selbstwertregulierung nach oben.

Die Balance in der Mitte des Selbstwertgefühls ist ideal. Aber sie muss immer ein Drahtseilakt über dem Abgrund sein. Man wird sich kaum im Gleichgewicht halten im Spannungsfeld der Überbewertung und der Unterbewertung. Die kleinste Irritation bringt das Gleichgewicht in eine Schieflage. Es reicht ein Windhauch. Eine Erschütterung wird daher aktiv vermieden, sie darf nicht eintreten, denn sie bedroht das feine Gleichgewicht. Schlimmer noch: Ein Hauch bringt sofort das Ungleichgewicht. Als würde eine Figur aus Papier über dem Drahtseil balancieren. Die leiseste Kritik, eine Frage oder eine andere Meinung löst eine Kaskade von Rettungsmaßnahmen aus, um den Absturz zu verhindern.

Die eine Lösung des Dilemmas wäre, der Sehnsucht standzuhalten. Die Verlockung zur Überhöhung kann ausgehalten werden, um in der Balance zu bleiben. Der Schmerz der Zerstörung, des Endes, des Nichtschaffens, des Nicht-gut-genug-Seins auch. Die Verlockung, etwas Großes, Übermenschliches und Außergewöhnliches zu erreichen, ist unmöglich und illusorisch. Jedenfalls unter diesen Bedingungen. Dennoch machen es viele. Man sagt sich: »Es ist riskant und dumm. Also lass es uns tun!«

Das ist der Grund, warum narzisstische Personen eigentlich keine glücklichen Menschen sein können. Auch wenn ihr Leiden in Großartigkeiten Trost findet, so kann das durchgehende Gefühl nur ein angestrengtes sein – eins, dass um den Sturz fürchtet und sich daher nie entspannen kann.

Am besten und gesündesten gelingt die Regulation des Selbstwertgefühls, wenn es sich deutlich weniger an äußere oder innere Faktoren koppelt. Was immer daran hängt, kann bewusst durch Selbstbetrachtung abgehängt und losgelassen werden. Man sagt sich: »Ich brauche das nicht mehr für mein Selbstwertgefühl.«

So kommt man schneller ans Ziel, schneller zur Ruhe, ist stabiler, wird offen für wahre Zuneigung – und Liebe.

Es hilft, sich stets bewusst zu sein, wie das Gefühl des Selbstwertes pendelt oder wie ein Fahrstuhl steigt oder sinkt, und ob es sich wieder an etwas hängt – und ob man gerade in die Falle tappt und über das Drahtseil hoch hinaus über den Abgrund balanciert. In einer neuen Welt, in einer Welt ohne Bewertungszwang, gibt es keinen Abgrund mehr, kein Drahtseil und keinen Fels. Nur Frieden. Und ein immer besseres Selbstwertgefühl.

Szenen (m)einer Ehe

Leicht schlaftrunken setzte ich mich an die Tastatur und notierte einen Traum.

Im Traum eile ich zu einem großen Graben, über den ich unbedingt will. Auf der anderen Seite ist ein hoher Fels, wunderschön anzusehen. Erhaben. Ich gehe auf den Abgrund zu, wo ein dickes festes Drahtseil sich spannt, rüber zum Gipfel. Ich gehe auf das Drahtseil. Der erste Schritt. Der zweite. Unter mir öffnet sich eine gähnende Leere. Schwarz. Ich finde meine Mitte im Gleichgewicht und gehe ein paar Schritte mit Mut und Vorsicht weiter. Setze einen Fuß vor den anderen. Meine Schuhe sind feine Primaballerina-Überzieher. Ich erinnere mich, als Kind trug ich die, im Sport, in der ersten Klasse. Ich gehe weiter, die Zehen nehmen das Drahtseil eng zwischen sich, sie krallen sich fest. Eine kleine Windböe kommt aus der Tiefe. Ich komme dem Felsen immer näher. Noch ein kleiner Windstoß.

Mit dem Blick auf den großen Felsen stürze ich in die Tiefe. Lautlos. Im Sturz, der ewig dauert und bei dem ich viel Zeit habe nachzudenken, über den Grund, warum hier diese klaffende schwarze Wunde da ist, denke ich nur: Wann stehe ich wieder am Spalt, um erneut den Aufstieg zu versuchen?

»Kannst du nicht schlafen?«, fragte Carlota. Sie hatte sich angeschlichen und hauchte leise in mein Ohr.

»Bin in den Abgrund gefallen.«

»Schon wieder?«, fragte sie.

Ich wendete mich um. »Äh …«

»Geh doch nicht immer über das Seil!«, sagte sie. »Geh doch mal außenrum, am Krater entlang. Und du musst auch nicht balancieren, was soll das denn? Häng dich doch auch mal an das Seil ran. Mit den Händen. Was soll immer dieser Ballerina-Drahtseil-Akt?«

»Woher weißt du von den Ballerinas?«

»Du hast die Prüfung nicht bestanden. Du nutzt das Seil immer nur auf eine Art.«

»Woher … weißt du von den … Ballerinas?«

»Ich war da. Ich war der Windhauch.«

Eine Stunde mit Milton

Milton Erickson gilt als einer der größten Psychotherapeuten. Vermutlich ist sein Effekt auf die therapeutischen Methoden größer als der von Sigmund Freud. Nur kennt ihn keiner so sehr. Es gibt nicht mal einen abendfüllenden Spielfilm über ihn – den ich vermutlich machen sollte. Der Film würde sich lohnen, denn Ericksons Methoden kann man nur wirklich verstehen, wenn man sie *sieht:* Erickson hat die Hypnose als wirksame Methode neu erfunden – wie Freud, der seine therapeutische Heimat auch in der Hypnosetherapie fand.

Ericksons Wissen geht heute in Techniken des NLP (Neuro-Linguistisches Programmieren) und in andere populäre Methoden, die Werbung und das Marketing, aber auch in therapeutische Strategien ein. Die systemische Therapie fußt auch auf seiner Arbeit. Die zentrale Frage ist: *Welchen Zweck* hat das Symptom? Und die zweite ist: *Wie* kann man es gewinnbringend für den Klienten nutzen? Das therapeutische Bestreben ist die Reduktion von Leid. Um aus den Wiederholungsspiralen festgefahrener Verhaltensweisen und Denkweisen zu kommen, muss das System verändert werden. Heute sagt man dazu Stupsen und Schubsen *(Nudging)* – eine Irritation sein für das System, um die Veränderung einzuleiten. Der Klient macht das anschließend mit sich selbst aus und geht durch den Prozess der Veränderung.

Wie bei Hannah.

Sie klagte über diese ewigen Angriffe und Nervereien von Hans, der sie nach der Trennung mit E-Mails und Vorwürfen damit bombardierte. Der Kinderarzt und jetzt auch noch die Psychotherapeutin von Nino hätten das Handtuch geworfen. Hans habe ihnen bedrohende E-Mails geschickt. Drohungen, die Angst machten. Ich nahm an, mit gutem Grund.

Die Haltung ist entscheidend: Man darf sich nicht in den Ärger hineinziehen lassen, sondern man muss den Ärger nutzen. Symptome wie auch den Leidensdruck zu nutzen, statt ihn wegmachen zu wollen, war zu Ericksons Lebzeiten eine revolutionäre Idee – gegen die Konvention der Psychotherapie. Früher galt es als richtig, endlos Psychotherapie zu machen – heute und dank Erickson nicht mehr. Man muss nur das System irritieren, zur Veränderung anstupsen. Mehr ist nicht notwendig.

Hans vergiftete mit seinen langen, bedrohlichen und fast wöchentlichen E-Mails das Umfeld seiner eigenen Kinder. Hannah konnte sich da kaum wehren. Ständig musste sie Rechenschaft ablegen. Natürlich drehte sie relevante Vorbehalte um, die Lügen, Falschbehauptungen und Halbwahrheiten, die Hans streute, musste sie aufklären. Dazu riet ich ihr inständig. Auch, um das Narrativ nicht zu etablieren, dass sie die schlechte Mutter und er der tolle Vater war.

Aber Hans überreizte immer weiter, und der Kinderarzt und die Psychotherapeutin reagierten höchst unprofessionell. Ihre Reaktionen, vor allem der Rausschmiss des Kindes, waren falsch. Milton Erickson würde an dieser Stelle zu Hans sagen: »Ich sehe Ihren Unmut. Sie haben einen guten Grund, so angepisst zu sein.« Das ist ein besserer Ansatz als zu sagen: »Du Arschloch! Weg mit dir!«

Wird man angepisst, dann nicht beleidigt sein, sondern, *excuse my German,* die Pisse nutzen. Wie also umgehen mit der Aggression? Ich fragte Hannah, und sie starrte mich ratlos an. Ich sagte ihr, es geht nicht darum, *was* gesagt wird, sondern darum, ein Gespür zu bekommen, *wie* es gesagt wird. Man soll nicht den Vorwurf hören, sondern die *Art und Weise,* wie der Vorwurf vorgetragen wird. Ich wollte Hannah darauf bringen, empathisch für Hans zu sein. Aber ...

Hannah sah mich weiterhin ratlos an.

Wir sortierten gemeinsam seine Vorwürfe.

Erster Vorwurf: »Du hältst dich nicht an Abmachungen!« Hannah antwortete, es sei schwer herauszufinden, welche Abmachungen Hans meint. Fragt sie nach, dann antwortet er nicht. Sie habe keine Ahnung, welche Abmachungen Hans meint.

Zweiter Vorwurf: »Du hast die Elternberatung abgesagt!« Hannah reagierte sofort. Es sei genau umgekehrt gewesen. Vor Zeugen, also vor der Dame der Elternberatung, hatte er die Termine aufgekündigt. Die Dame der Beratung reagierte ebenfalls total verwundert auf diesen Vorwurf. Ich fragte Hannah, abgesehen von den inhaltlichen Aussagen, *welchen Zweck* haben Hans' Vorwürfe?

Hannah dachte länger darüber nach, also half ich ihr. »Der Zweck ist die Regulierung seiner Gefühle. Er muss sich miserabel fühlen, zornig«, sagte ich. Hans' Ziel ist die Projektion von schweren Schuldgefühlen und die Aggressionsabfuhr, beides nimmt er an Hannah vor. Die Keimzelle seiner Wut ist die Tatsache, dass Hannah ihn verlassen hat. Er ist angepisst. Und pisst jetzt zurück. Seit Jahren.

Ich schlug Hannah etwas für sie Ungewöhnliches vor. Sie soll ihm sagen, dass es ihr leidtut, ihn verlassen zu haben. Das hatte sie ihm noch nie gesagt. Wie kam ich auf diese Lösung? Ich dachte vom Lösungsansatz her. Ich brauchte keine ewige Erkundung, sondern suchte, was half, was blockiert war. Normalerweise entschuldigte man sich oder war zumindest empathisch. Hannah reagierte heftig: »Ich habe da keine Lust drauf!« Ich fragte wieso.

»Wissen Sie, was ich da für eine Hölle durchgemacht habe? Da tut mir nichts leid!« Hannah hatte wirklich keine Lust darauf, ihm gegenüber eine empathische Haltung zu zeigen.

Dann sagte Hannah spontan: »Er will, dass man sich mit ihm beschäftigt!« Ich ging auf Hannahs Sichtweise ein. Ich verstand ihre Perspektive. Ich ging aber auch auf Hans' Sichtweise ein, indirekt. »Hans ist ein hilfloses, verlassenes Kind. Er kann sich an dieser Stelle nicht um sich selbst kümmern. Er mag erfolgreich sein, aber das bekommt er nicht hin.«

»Warum?«, fragte Hannah. Warum, sagte ich, ist der psychoanalytische Weg. Den man kurz gehen kann, um das *Wofür,* die Frage nach dem Zweck, zu verstehen.

»Weil er unreif ist«, sagte ich, »er hat in seiner Entwicklung als Kind nie gelernt, mit Trennung umzugehen. Damit man sich mit ihm beschäftigt, um eben *nicht* verlassen zu werden, ist er vermutlich so.«

Ich sagte Hannah, sie könne den Satz auch anders sagen: »Es tut mir leid für dich, dass ich dich verlassen habe.«

Hannah explodierte: »Ist es meine Aufgabe, ihn zu trösten? Das passt nicht in die Situation, die wir gerade haben. In diesen Kampf. Es wäre total gelogen. Darum muss er sich selbst kümmern!«

Ich erklärte Hannah: Da es total gegen ihre Überzeugung geht, ist es richtig. Es würde das System ändern. Ein emotionaler Schubser kann helfen. Weil er verlassen wurde, ist er sauer. Hannah legte nach: »Es tut mir eben nicht leid, ihn verlassen zu haben!«

»Das ist der Stachel!«, rief ich aus. Hannah war gut in Fahrt: »Ich habe ein Problem mit schwachen Männern. Ich schaue überhaupt nicht zu ihm auf! Ich schaue mit Verachtung auf ihn von oben herab.« Da war es wieder, das Wort »Verachtung«.

Die Empathie könnte hier Wunder wirken und Hans beruhigen. Damit er mit seinen Attacken aufhört. Damit er einmal bekommt, was er braucht. Was er emotional braucht. Hannah fürchtete, bei jeder Nettigkeit würde er die Hoffnung hegen, dass sie zu ihm zurückkommt.

Ich schlug Hannah eine weitere Variante des Satzes vor. Was Milton Erickson auch immer wieder machte, war, etwas immer und immer wieder zu wiederholen in der Suggestion. Natürlich galt die Suggestion, die ich mir ausdachte, Hannah selbst. Sie galt ihrem System: »Es tut mir leid, dass ich dich verlassen musste, weil es so schlimm war mit uns – und es gibt keinen Weg zurück.«

Ich erklärte: Es gibt die Sachebene der Kommunikation (den Sachverhalt und die Informationen), aber auch die emotionale, menschliche Ebene (die Beziehungsebene, all das, was Wertungen unterliegt und Sache der Interpretation ist). Bei der Beziehungsebene geht es darum, wie es dem anderen Menschen emotional geht.

Dem Arschloch gegenüber empathisch sein – ging das? Hannah war unschlüssig.

Hans lebte in einer Fassade, durch und durch. In einer Farce. Es musste immer was Großartiges sein, was er tat. Er konnte es nicht aushalten, den Zusammenbruch seiner Fassade zu erleben.

»Er ist nicht der sympathische Typ«, sagte Hannah. »Er muss nach außen immer was darstellen. Hans hat kleine Eier«, sagte Hannah.

Ich schlug vor, den Satz, den Hannah ihm sagen könnte, leicht verändert zu bringen: »Es tut mir leid, dass ich dich verlassen musste, weil es so schlimm war mit uns – und es gibt keinen Weg zurück. Es tut mir leid, dass das für dich so schlimm ist, weil du dir nicht vorstellen kannst, verlassen zu werden. Weil deine Großartigkeit es nicht verhindern kann, verlassen zu werden. Es tut mir wirklich leid, dass du deswegen so leidest. Aber deine Großartigkeit hält mich nicht zurück. Nicht mehr.« Das würde sie ihm zum ersten Mal sagen!

Hannah lachte laut auf. »Niemals!« So was hatte sie nicht mal im Ansatz gedacht. Damit erfüllte es meine Absicht, das System in Hannah zu ändern. Dieser Satz konnte Hannahs Verachtung, ihre Wut, ihre Angst und ihre (sie selbst schützende) Empathielosigkeit ad absurdum führen – damit sie ihren Kampf nicht mehr führen musste, sondern sich um ihre eigenen Bedürfnisse, endlich, kümmern konnte. Dies Hans zu sagen hätte weder juristische Konsequenzen noch wäre es völlig abwegig. Nur als Mensch kann man empathisch sein.

Ich sagte Hannah deutlich: »Er ist angepisst. Er pisst Sie an. Und Sie pissen ihm in die Wunde! Und das brennt – wenn die Empathie nicht kommt. Wie kann das alles enden? Wie kann der Kreislauf der Verachtung enden? Wer macht den ersten empathischen Schritt? Wer kann eher Empathie? Er oder Sie?«

Hannah lachte, war aufgewühlt, kam mit den heftigen Worten schon klar. Doch sie war irritiert, als empathisches Wesen gefragt zu sein. Ich sagte ihr: Es bleibt eine Strategie. Sie möge es als Strategie, als Versuch sehen, keine Attacken mehr einstecken zu müssen.

Tipp: Ändere das System der Verachtung

- Worin bestehen Stupser zur Systemänderung (Nudging)? In Lob, Anerkennung und Empathie fürs »Arschloch«! Unvorstellbar? Ja, natürlich – aber diese Handlungen sind systemändernd!
- Nicht nur die Beziehung ändert sich. Es ändert sich auch das eigene System. Empathie für den anderen löst Selbstempathie aus. Man hört auf, sich zu ärgern.
- Die Veränderung kommt dadurch, dass man das nutzt, was im System ist (Hannah nutzt das, was Hans ihr vorwirft, statt dagegen zu kämpfen und enorme Energie zu verbrauchen. Sie macht sich aber auch nicht zum Komplizen, indem sie ihm gibt, was er braucht).

Bald sah ich Hannah wieder. Sie war plötzlich ganz erbost über ihre Mutter. Immer habe Hannah sich angepasst. Sie nahm sich immer zurück. Verfluchte Selbstrücknahme! Nun, wo Hannah ihrer Mutter aushalf, was sie eigentlich kommentarlos tat, muckte sie etwas auf. Sie sagte, nicht ständig den Einkauf und den Haushalt machen zu können. Papa könne es doch auch mal tun. Hannah wusste: Ihr Vater war völlig unfähig, im Haushalt zu helfen. Packte er etwas an, ging es zu Bruch. Ob absichtlich oder nicht, man konnte ihn nicht einplanen. Hannahs Mutter fauchte sie an: »Das interessiert mich nicht! Du bist herzlos und charakterlos!«

Ich deutete schnell, dass ihre Mutter wohl damit meinte: Wenn du dich mir nicht unterwirfst, dann bist du deiner Mutter gegenüber herzlos.

»Und charakterlos! Das ist so gemein. Sie hat das zum ersten Mal gesagt. Das hat mich sehr verletzt.« Hannah zog daraus, sich ganz aus dem Kontakt mit ihren Eltern zurückziehen zu müssen.

Aber ich ging sofort dazwischen. »Immer«, sagte ich, »reagieren Sie angepasst mit Selbstrücknahme. Richtig?« Hannah nickte, genauso mache sie es. Ich schlug vor (Suggestion!), Hannah könne ihre Charakterlosigkeit nun benutzen, um umso deutlicher und umso mehr so zu sein und sich endlich zu trauen, etwas zu sagen. Ich sagte: »Mehr aufmucken, also mehr Charakterlosigkeit! Keine Selbstrücknahme! Das ›charakterlos‹ Ihrer Mutter meint: ›Tu, was ich dir sage.‹ Jetzt können Sie aber so richtig charakterlos sein und tun, was Sie selbst meinen, was charakterlos ist! Verändern Sie ganz charakterlos die Bedeutung des Wortes! Es soll für Sie eine ganz neue und tolle Bedeutung haben. Seien Sie es selbst!«

Hannah bekam strahlende, große Augen. Vor Erregung. Ich betrieb meine Bearbeitung weiter.

In Hannahs System war das Wort »charakterlos« nicht das, was es im System der Mutter war. Hannah zwang das Wort auf die Knie, ihre Mutter wusste es. Hannah nahm das an, was ihre *charakterlose* Mutter ihr aufzwang. Die Idee, den Angriff beziehungsweise die Unterstellung zu nutzen, die Energie der Mutter zu nutzen, sich selbst zu behaupten, kam Hannah nicht in den Sinn. Diese Idee gab ich ihr. Es war nicht meine Idee, das so zu machen. Es war die Idee von Milton Erickson. Und es funktionierte.

Diese Umetikettierung (Umfokussierung) nennt sich *Labeling*. Der Sinn eines Wortes wird damit nutzbar verändert. Nur ein Wort neu zu benennen in einem System, in dem Hannah wie gefangen war, half. Ich fragte auch nach Hannahs emotionalen Selbstanteilen. »Wie kann es helfen, Charakterlosigkeit für mich zu benutzen?«, fragte ich die 16-Jährige. Und die wusste wie! Statt wieder in die erlernte Hilflosigkeit zu gehen und zu akzeptieren, unterworfen zu sein, veränderte die neue Bewertung das Wort, und Hannah nahm die Kraft der Mutter und war bereit, sich zu behaupten.

Ich ergänzte die Sitzung mit einer Anekdote aus meinem Leben, so wie auch Milton seine Patientinnen und Patienten mit Anekdoten beiläufig bestärkte: Als Arzt machte ich mal einen Notfallkurs, um als Ersthelfer oder bei Notfällen mit dem Notfallkoffer klarzukommen. Nach dem Kurs hatte jeder Teilnehmer seinen eigenen Notfallkoffer im privaten Auto und war gerüstet. Der Kursleiter sagte, es ist gut möglich, dass man nach dem Kurs große Sorgen hat, als Arzt in einen Unfall verwickelt zu werden oder einen Sterbenden anzutreffen. Viele fahren durch die Stadt und hoffen, in keine Situation zu kommen, in der sie helfen müssten. Man würde sich hinter dem Lenkrad verstecken, um ja nicht gesehen zu werden. Nun ist es so, sagte der Kursleiter, dass Katastrophen so selten sind. Also passiert nie etwas. Aber da ist der Ehrgeiz, da ist dieses Ego, es will sich zeigen und behaupten. So halten Kursabgänger regelrecht nach Unfällen und Katastrophen Ausschau! Wir wollen zeigen, wer wir sind! Wir wollen zeigen, was wir können! Wir wollen (immer noch und unbewusst) der Mutter sagen, wer wir sind und was wir können. Wir machen das für die Mutter, die uns nicht so sieht, wie wir sind!

Damit schloss ich die Stunde, und Hannah nickte und lächelte. Sie verstand, dass es nie zu spät ist, um erwachsen zu werden: Wir müssen nicht ständig, weder in Gedanken noch im Kontakt mit der Mutter, ihr beweisen, was wir wert sind.

Ich hatte Hannahs gute Seite ihres Narzissmus gepackt und animiert, sich zu behaupten. Wie damals Milton, der genau wusste, wie einfach es ist, Menschen zu einer Veränderung zu bewegen. Man muss sie an ihrer narzisstischen Seite packen und sie dafür begeistern, dass es sich lohnt, für sich selbst einzustehen.

Das narzisstische Prinzip heilt nie die Wunde

Aus Angst vor Menschen und deren Missachtung, vor ihren Launen und ihrem Verhalten kommt es zur Zerstörung des kompromisshaft-kooperativen Verhaltens, das uns als menschliche Gemeinschaft eigentlich ausmacht.

Wie bekommt man nun die Kurve hin, sich und anderen wieder emotional zur Verfügung zu stehen, ohne verletzt zu werden und ohne zu verletzen? Indem man sich bewusst und gemeinsam darauf einigt, besser miteinander umzugehen! Weniger vernachlässigend, weniger verächtlich.

Es braucht Mut für die Wunden des anderen, Interesse für den tiefen Schmerz des anderen. Man muss lernen, die Nähe auszuhalten. Denn im Abgrund des anderen liegt und spiegelt sich auch der eigene Schmerz. Wer den anderen versteht, versteht sich selbst.

Mezzo mix goes *true love*

Um für viele Außenstehende das zunächst schwer fassbare Phänomen der narzisstischen Selbstverachtung und Fremdverachtung bildhafter zu erklären, half ich mir während einer Lesung in Dortmund mit dem in diesem Moment kreierten mezzo-mix-Paradigma.

Ich wurde gefragt, woher der Narzissmus eigentlich stammt. Auf meinem Tisch standen ein paar Getränkefläschchen. Ich zog das Coca-Cola-Fläschchen und das Sprite-Fläschchen zu mir, stellte sie gut sichtbar für alle vor mir auf, mit den Worten: » Pathologischer Narzissmus sind immer zwei. Sie müssen sich das so vorstellen, dass die Person mit dieser Problematik einen Selbstanteil hat, der ihr als schwach, inkompetent, schattig und schwer ertragbar vorkommt. So ganz tief im Inneren. Kaum bewusst. Verdrängt.«

Ich tippte auf das Sprite-Fläschchen. »Diese Schattenseite des Selbst kompensiert diese Person mit einer übertriebenen, arrogant wirkenden, scheinbar oder tatsächlich kompetenten Seite, die wir das Größenselbst nennen. Also ein Selbstanteil, der genau das Gegenteil zu sein vorgibt und überhöhte Annahmen von sich selbst hat, welche er auch zeigt. Es kann auch sein, dass dieser wirklich was draufhat. Ich meine, Cola schmeckt doch besser, oder?« Ich tippte bei diesen Worten auf das Coca-Cola-Fläschchen.

»Dieser potente, mächtige, dominante Selbstanteil steht daneben oder verdeckt den inkompetenten Selbstanteil.« Dabei schob ich die kleine Coca-Cola-Flasche vor das Sprite-Fläschchen. »Es scheint nun nur eine Selbsteigenschaft zu existieren«, fuhr ich fort.

Wie ein Magier schien ich die Zuhörer in meinen Bann zu ziehen. »Nun ist es leider so, dass die Annahmen über sich und die Realität nicht immer passen, ab und an nimmt die Person also bewusst oder teilbewusst wahr, dass sie nicht nur Coca-Cola ist, sondern auch Sprite. Das ärgert diese Person, will sie es doch vermeiden, Sprite zu sein. Sie merkt auch, dass nicht alle Coca-Cola mögen. Das enttäuscht und kränkt diese Person. Gibt sie sich doch so viel Mühe, Coca-Cola zu sein.«

Das Publikum schmunzelte ein wenig an dieser Stelle. »Die narzisstische Abwehr ist nun dermaßen, dass jedem, der es wirklich wagt oder nur scheinbar die Sprite sucht oder anspricht, sofort von dieser Person angegriffen wird. Es wird alles Erdenkliche unternommen, Sprite zu verbergen, zu kaschieren, zu vertuschen und von der Existenz dieser Sprite-Flasche abzulenken.«

Ich erklärte, dass die narzisstische Person selbst gespalten ist, geteilt, in zwei kleine Fläschchen. Sie überträgt diese Spaltung nun auch auf ihre Umwelt. Es gibt ebenbürtige Coca-Cola-Fläschchen und auch unzählige Sprite-Fläschchen, denen mit Abwertung, Verachtung, Erniedrigung, Spott, Häme usw. begegnet wird.

»Zwischen diesen beiden Fläschchen steht ein hohes Spannungsfeld. Coca-Cola wird überhöht, idealisiert und Sprite unfassbar krass abgewertet. Je krasser diese Überhöhung und je krasser diese Abwertung, desto größer ist das Spannungsfeld geladen.«

Ich versuchte, etwas zu dramatisieren, um bald die Erlösung aus dieser Spannung zu liefern. »Nun, um diesen unreifen, geladenen Zustand aufzulösen, kann man beide Selbstanteile verbinden. Nur so sinkt die Spannung. Wir machen mezzo mix daraus!«

In der Psychotherapie nennt man es Fusion oder Integration. Damit verringert sich dramatisch der Narzissmus in der Person. Denn es ist nicht mehr notwendig, die schwache Seite mit der großartigen zu beschützen. Also: Wir mischen uns selbst! Auch wenn Sprite und Cola nicht wirklich mezzo mix ist – das Publikum war gnädig und feierte die Analogie.

Szenen (m)einer Ehe

»Wir machten echtes mezzo mix!«, sagte Carlota und kuschelte mich. »Du bist süß, dass du unser intimstes Geheimnis so romantisch verklausulierst und nicht platt offenlegst.«

»Ich habe es sogar zu einem Paradigma überhöht«, sagte ich in völliger Selbstüberhöhung.

Tatsächlich begann unsere Beziehung mit einer Art selbst gemachtem mezzo mix. Als wir uns kennenlernten, auf einer Party in München, und bald rumknutschten, hatten wir jeweils eine Coca-Cola und eine Fanta zur Hand. Als ich das tippte, musste ich diebisch grinsen. Aber so war es – außergewöhnlich!

»Du bist so böse! Jetzt hast du es doch erzählt!«, schimpfte Carlota. Und ich bekam es mit der Angst ...

Hans und David im Darknet: Täterarbeit ist Opferschutz

Hans und David trafen im Darknet aufeinander. Sich dort zu treffen war für die beiden vermutlich die passendere »Selbsthilfegruppe«. Sie würden in kein plüschbezogenes, pastellfarbiges Zimmer ziehen und sich auf ein Meditationskissen setzen, um über ihre Probleme zu reden. Männer wie Hans und David ließen sich von ihren Schattenseiten treiben. Darüber kamen sie dann doch ins Gespräch.

Sie regulierten ihre Gefühle, indem sie abfällig über ihre Verflossenen klagten und mit leidenschaftlichen Beziehungen zu »jungen Dingern« prahlten. Die Spaltung setzte sich einfach fort: Sie konnten sich nach wie vor nicht vorstellen, auch klein und schwach sein zu können. Sie glaubten nur an ihr Größenselbst und brauchten einen Kanal dafür. Beide Männer blieben von ihrer Schattenseite verführt. Sie erkannten nicht, wie sie vor ihren eigenen Emotionen, vor Scham, Ekel, Wut und eigentlich vor sich selbst davonliefen.

Zur Abreaktion ihrer emotionalen Anspannung waren *David74* und *MasterHans* in der Lokalgruppe *Tausche alles von Interesse*. Es gab hier windige Angebote, einige scharf an der Strafbarkeit vorbei, andere mittendrin. Natürlich gab es auch Sex. Man sah sich gemeinsam sehr harte Pornofilme an, masturbierte gemeinsam dazu, riss Witze, schrie und brüllte. Hier schien der Punkt zur Umkehr ins Normale überschritten. Aber die Grenzverschiebungen gingen immer weiter. Gruppenmasturbation war im Leben eines Jungen keine Besonderheit. In der Kindheit von *MasterHans* fand das im Wald statt, prahlte er. Orgien und Swingerclubs, auch die BDSM-Szene, waren Teil der Subkultur und Realität unserer Gesellschaft. Aber die Grenzen wurden immer weiter verschoben. *David74* schien hier etwas verloren bei seinem Versuch, Grenzen zu verschieben. Er trage nur noch den Geist einer verlorenen Liebe mit sich, begann er zögerlich. *MasterHans* platzte ein Lachen heraus. *David74* schwieg betroffen, räusperte sich und gab an, Kontakt in die Szene zu suchen, er wolle nicht so allein sein. Vielleicht finde er hier eine neue Heimat. Er sei neugierig. *MasterHans* gab an, wenn er neugierig sei, dann sei er hier genau richtig.

Der Moderator der Lokalgruppe *Tausche alles von Interesse* war jemand, der sich *DarkPablo* nannte. Der gab an, im bürgerlichen Leben echter Therapeut zu sein, und befasse sich hobbymäßig mit Randphänomenen des Narzissmus.

Er gab an, anders nicht an diese Kreise ranzukommen. Zu ihm in die Praxis käme kein bekennender narzisstischer dunkler Ritter auf dunklen Pfaden – mit der nötigen Selbsterkenntnis über sein eigenes Verhalten und dem Veränderungswunsch. Die Neuen in der Gruppe, *David74* und *MasterHans,* lachten das weg. *DarkPablo* mache doch nur einen dummen Scherz. Man grölte. Verarsche! Niemand fragte nach. War doch egal ...

In der Gruppe *Tausche alles von Interesse* ging es heute merkwürdigerweise nicht um illegale Produkte, sondern es hatte sich wie von selbst ein Videochat über körperliche Krankheiten entsponnen. Die Narzisstendichte war doch erheblich. Nicht ungewöhnlich: Man sprach über Hodenschmerzen, Peniswundsein und feuchte Hautfalten. *David74* gestand, dass immer, wenn er Angst hat, verlassen zu werden, er krasse körperliche Krankheiten bekommt. *David74* musste sich von *Peter27* anhören, dass er wohl nicht checke, dass er selbst das schlimme Gefühl in sich mache, das ihn quält und das er nicht zuordnen kann.

David74 erzählte, sich von seiner Frau Helen auf Probe getrennt zu haben und dass es ihm seitdem so schlecht gehe. Er erkannte nicht, dass, wenn Menschen sich ihm näherten, er irgendwann beginnt, diese anzugiften. *David74* war ein Giftpilz, der Selbstreflexion für sich ausklammerte. Er hatte einen blinden Fleck. Er verstand nicht, dass andere das Signal verstärken, das er selbst aussendet. Kam jemand freundlich auf ihn zu, begegnete er dem abfällig, was zu einer verstärkt abfälligen Reaktion im anderen führte und auf *David74* zurückspiegelte. *David74* wehrte diese Rückspiegelung verächtlich ab, kam sie ihm doch wie ein haltloser und übertriebener Angriff vor. Erst als die nahestehende Person aus dem Leben von *David74* verschwand, nahm er nichts Störendes mehr wahr.

Im Kontakt mit *MasterHans* wiederholte es sich. Zunächst waren die Gespräche mit ihm nett, bis es immer zynischer wurde zwischen den beiden. Weil *David74* andere angiftete, Menschen, die ihm anfangs guttaten, ging es ihm selbst wieder schlecht. *MasterHans* war auch nicht ohne, aber in diesem Fall, kommentierte *DarkPablo,* hatte *David74* selbst die Stimmung gegen sich aufgebracht. Das erkannte *David74* nicht. Er konnte es wieder nicht zuordnen. Obwohl er sich bemühte. Aber sobald er im Konflikt saß, war es aus mit der reflektierten Selbstwahrnehmung. *David74* kapierte die feine emotionale Mechanik nicht, dass der andere das Symptom verstärkte, das *David74* höchstpersönlich aussendete.

»Wie denn?!«, fragte *David74.*

»Durch deine Art!«, sagte *DarkPablo.* »Du bist beleidigend und attackierst andere. Diese schlagen zurück. Würdest du aufhören, andere anzugreifen, würdest du weniger Angriffe erleiden.«

David hatte noch nicht verstanden, dass er das eigene schlechte Gefühl auf andere übertrug und es sich von dort wieder auf ihn zubewegte. Diese Erkenntnis blieb nicht kleben im Bewusstsein von *David74.* Was gab *DarkPablo* für ein wirres Zeug von sich?

David klappte den Laptop zu. Für heute genug im Darknet gesurft. Seine Leiste zog schmerzhaft, und er erinnerte sich an Helen. An ihre Belehrungen. Die waren ihm wie Gewalt vorgekommen. Weibliche Gewalt. Oft hatte er gedacht: Die labert mich kaputt! Die quatscht mich zu Tode! Männer üben körperliche Gewalt aus. Frauen quatschen einen zu Tode.

David bekam regelmäßig ein ungefragtes Feedback von Helen, die damit seine dünnen Grenzen wieder einriss, die er sich selbst mühsam aufgebaut hatte. Er war nicht so robust, wie es schien. Er war verletzlich. Das musste er emotional wieder mit Alkohol und Pornografie regulieren. David fühlte sich in der Beziehung zu Helen total allein. Er fühlte sich nicht verstanden, nicht gesehen und immer wieder konfrontiert mit vergangenen Dingen, die er nicht mehr ändern konnte. Davids Dilemma war, dass er in keiner befriedigenden Beziehung war, denn seine Bedürfnisse wurden nicht erfüllt. Helen war ihm zu kalt. Bevor die Beziehung zu Helen scheiterte, waren ihm seine zurückgehaltenen Bedürfnisse vor die Füße gefallen. Hätte er früher ehrlicher sein können? Und damit das Ende des Anfanges riskiert? Nie heiraten sollen?

Er hatte innere Kämpfe in der Nacht vor der Hochzeit ausgefochten. Schon vor der Hochzeit hatten beide ziemlich viel Streit gehabt. Er kam nie darüber hinweg, dass er Helens Cousine über den Weg gelaufen war, die ihm sehr gut gefallen hatte.

Szenen (m)einer Ehe

»Es stimmt also gar nicht, dass es diese ideale Liebe zwischen David und Helen gab!«, ätzte Carlota. Ich saß an meinem Schreibtisch und tippte. Carlota stand wieder hinter mir, legte ihre Hände auf meine Schultern.

»Ja. Ein Heuchler. Die Begehrlichkeiten nach anderen Frauen hatte er einfach! Und er hat ja auch was mit Hannah angefangen!«, wusste ich.

»So ein Schwein!«, zischte Carlota und massierte mich kräftig schmerzhaft im Nacken, dass es brannte.

Hätte David mutiger sein können, Single zu bleiben? Ist die Ehe ein Auslaufmodell? Gibt es ein natürliches Ablaufdatum dafür? Zwanzig

Jahre – und dann ist alles vorbei? David brauchte keine Frau für eine lebenslange Beziehung. Dennoch ging er damals die Ehe ein, gab Helen das heilige Versprechen der Treue.

David hatte eine selbstunsichere Reise als Mann hinter sich gebracht. Die paar Frauen, die David wirklich toll fand, wollten ihn nicht. Also behielt er die Vorstellung, die ideale Frau niemals finden zu können und noch großartigere, die zu ihm passten, verpassen zu müssen. Wurde es ihm zum Verhängnis, ein falsches Leben zu leben? An die »süßen Mädels« habe er sich nie rangetraut. Dabei hatte er Potenzial und sah »so gut aus«, wie Helen immer wieder gesagt hatte. Warum war seine bedürftige Seite nie von den Frauen genährt worden, auf die er abfuhr?

Mutig im Darknet

Im von *DarkPablo* moderierten Gespräch vertiefte *David74* seine Selbstreflexion. »Wer ist schon so mutig, das zu tun, was notwendig ist? Als Mann habe ich nicht das positive Selbstbild, für Frauen ideal zu sein. Ich bin hübsch. Aber so ein bisschen wie der schwule Freund«, sagte *David74* und lachte.

»Irgendwie auch feige, nicht die lecker Cousine deiner Frau anzusprechen, bevor du heiratest«, kommentierte *MasterHans.* »Einerseits willst du der gute Junge sein, und andererseits treibst du dich hier rum!« *David74* lachte und verdrückte ein Tränchen. Es platzte seine Illusion, der perfekte Mann für die perfekte Frau zu sein.

»Meine Beziehung zu Helen war von Anfang an irgendwie verkorkst«, erzählte *David74. DarkPablo* fragte, ob man das merkt, wenn es am Anfang verkorkst ist: »Was hätte dich davor geschützt? Was wäre ein Hinweis gewesen zu merken, mit wem du es hier wirklich zu tun hast?«

David74 erinnerte sich: »Es war die unmittelbare Abwertung meiner Interessen. Helen wertete aber sich selbst immer auf. Ich erinnere mich, wie leicht abfällig verachtend sie mich behandelte. Ich hab das nicht so ernst genommen.«

Helen war die größere Narzisstin. Helen war davon überzeugt, großartig zu sein. Und das nervte. *DarkPablo* ließ sich von seiner eigenen narzisstischen Seite mitreißen und klärte die Runde über die aktuelle Modediagnose Narzissmus auf. Die Männer lauschten gebannt, bezogen es aber nicht auf sich.

»Hilfe, meine Helen ist eine männliche Narzisstin!«, schnaufte *David74*.

»Und du die weibliche!«, lästerte *MasterHans,* und alle im Forum lachten dreckig.

David74 blieb nur, seine unerfüllten Erwartungen auszuhalten und das Zweitbeste zu nehmen. Er war hingerissen von der Vorstellung, die perfekte Frau zu finden. Aber er fühlte sich auch dazu verleitet, »irgendeine« zu nehmen, um nicht allein zu sein. Er nahm die, die seinen Selbstwert schwächte. Das kannte er aus seiner Kindheit. In der Theorie hätte er warten können. In der Praxis nicht. Sein Drang der unmittelbaren Bedürfnisbefriedigung war zu groß.

»Da hab ich wohl einen Vogel«, reflektierte *David74*.

»Einen Flamingo!«, witzelte *MasterHans*. Niemand lachte.

»Der richtige Weg ist der schwierige«, predigte *David74*. Aber es gibt keine Möglichkeit, eine Alternative zu prüfen. Man hat nur ein Leben. Und es braucht ein Leben, bis man dahinterkommt. Es ist traurig, wenn eine Ehe nicht funktioniert hat. Wäre die richtige und schwierigere Entscheidung gewesen, noch mutiger sein? In der Vergangenheit mutig zu sein hilft nicht. Was wäre das jetzige Mutigsein? Hat sich David wirklich verändert?

Es kommt auf die Entscheidung an, *jetzt* ein mutiges Leben zu leben. Sollte er Helens Cousine anrufen und ihr seine Liebe beichten? *David74* lachte. Was für ein Leben wäre es, die Cousine jetzt anzusprechen? Würde es alles geraderücken? Alles würde ihm um die Ohren fliegen.

Aber es wäre endlich mal echt. Erst die pure Selbstzerstörung und dann die Wiedergeburt. Wie ein Flamingo hob er vorsichtig den Fuß in den großen Natronsee vor ihm. Es zischte ein wenig. Es war heiß, ätzend und pink, aber er kam klar.

Übrigens: Diese Darknet-Episode habe ich mir ausgedacht. *DarkPablo* gibt es nicht. Aber es gibt wirklich narzisstisch-psychopathische Männer, die sich im Darknet treffen, um dort ihren Schattenseiten nachzuhängen. Der Rest ist eine Metapher. Denn so könnte es gewesen sein, wenn Kommissar Zufall mitgespielt hätte, Hans und David aufeinandergetroffen wären und ich als Moderator einer dubiosen Gruppe ins Darknet gegangen wäre. Aber so ist es nie gewesen. Nur wie erreichen wir diejenigen, die verächtlich mit anderen Menschen umgehen? Die andere Menschen wie Gegenstände benutzen, um sich an denen abzureagieren?

Die Arbeit mit Straftätern ist notwendig und darf nicht verharmlost werden. Es ist die Arbeit der Polizei und der Ermittlungsbehörden, mit oder ohne fachkundige Begleitung durch Psychologen, sich diesen dunklen Spielwiesen zu nähern. Die Arbeit mit Straftätern ist aktiver Opferschutz. Wir müssen versuchen, so viele wie möglich zu erreichen, auch die Täter, die bereit zu einer heilsamen Veränderung sind, um die Schwächsten in unserer Gesellschaft zu schützen.

Mutig im Park

Mutiger war Hannah, die ihre erwachsene Tochter Nina mit einer Entschuldigung zu kontaktieren versuchte. »Es tut mir alles so leid«, hatte sie auf eine Ansichtskarte geschrieben und prompt ihre

Einladung erhalten. Hannah besuchte Nina, und sie gingen still nebeneinander im Park der Klinik spazieren. Etwas Versöhnliches, etwas Stilles verband sie. Hannah wartete, bis Nina langsam ihre Hand nahm.

»Ich mag deinen Look«, sagte Hannah.

Nina lächelte ihre Mutter an. Sie hielten sich fest an den Händen. Die Sonne schien, und der Park war schön in diesem Sommer.

»Wirklich, cooler Look«, sagte Hannah und schob noch ein kleines Wörtchen hinterher, dass Nina besonders gut gefiel. »Stark.«

Zum Schluss: Gestört, genervt und gerettet durch Selbstrespekt

Wir gingen zum Abendessen immer gern zum lokalen Italiener, bekamen unseren Platz im ruhigeren, etwas abseitigen »Oben«. Im ersten Stock war es nett, aber leer.

Dort saß eine junge Dame mit Borsalino-Hut am Tisch. Ihre Begleitung war ein kleiner Mann mit Glatze. Man grüßte höflich. Adriano, der Kellner, eilte herbei und brachte Eiswürfel für den Weißwein der Dame.

Er wandte sich uns zu und verdrehte leicht die Augen, als er uns den Platz vorschlug.

»Etwas mehr Licht wäre gut«, sagte die Dame mit Hut.

»Wir würden gern unser Essen sehen.«

»Die Strompreise«, entschuldigte sich Adriano und stellte ein paar Kerzen zwischen die beiden. Er lächelte. Die Dame bat, er könne doch die Wandbeleuchtung einschalten. Adriano hob die Schultern.

Wir bestellten. Adriano eilte davon und brachte ein Scheibchen Zitrone. Bitte. Er eilte wieder los, brachte ein frisches Glas. Die Dame mit Hut war hartnäckig. Wann er denn das Licht einschalte? Adriano verschwand und kam eine Weile nicht wieder.

Eine gemütliche Stimmung breitete sich in der Etage aus. Die Sonne war untergegangen. Ich mochte diese Stimmung. Dunkel war es nicht. Adriano kam mit unserem Essen. Als es noch etwas dunkler wurde, sprang die Wandbeleuchtung an.

»Ah«, sagte die Dame mit Hut. »Geht doch.« Aber es war etwas zu hell, und es wurde wieder abgedimmt.

Adriano kam wieder, um nach unserem Befinden zu fragen. »Alles gut, danke.«

Die Dame sprach Adriano an, das Licht ginge schon heller, nicht? Adriano lächelte. »Wie Sie wissen, halten wir es gern so. Wegen der Gemütlichkeit. Das Licht wird automatisch immer so gedimmt.«

»Aber es war eben für kurze Zeit schon viel heller. Machen Sie es einfach heller. Danke.«

Nach einer halben Stunde, es war bereits dunkel geworden, drehte Adriano das Licht etwas heller.

Als er wiederkam, sagte die Dame: »Sehen Sie. Geht doch heller.« Sie stellte etwas pissig die beiden Kerzengläser auf den Nachbartisch, vertiefte sich dann wieder ins Gespräch mit ihrem Begleiter. Wir aßen und unterhielten uns nett.

Die Dame rief nach Adriano. »Wir würden gern bezahlen. Die Pizza nehmen wir mit.« Adriano verschwand wieder und kam bald mit der Rechnung. Die Dame bat um eine Erklärung, warum auf der Rechnung 7 und da 19 Prozent stand? War damit das Trinkgeld gemeint?

Adriano irritierte die Frage. Seit zwei Jahren sei das so.

»Sie wissen, ich bin auch in diesem Bereich tätig«, erklärte die Dame.

Adriano wirkte interessiert. »Na, dann wissen Sie ja warum.«

»Ich kenne das so nicht. Ich lasse Ihnen noch Trinkgeld für den Strom.«

Adriano verstand nicht und verschwand. Zurück kam Franco, der Chef.

»Wissen Sie«, erklärte die Dame, »das mit den Kerzen fand ich nicht lustig. Er sagte, Sie müssten Strom sparen. Da gebe ich Ihnen etwas mehr Trinkgeld.«

Adriano reagierte mit einem etwas schmerzlich verkniffenen Gesicht, aber seine Geste der Verlegenheit wirkte noch humorvoll.

Die Dame mit Hut sprach weiter: »Er sagte, das Licht ginge nicht heller. Ich sah mein Essen nicht.« Adriano erklärte seinem Chef, er habe, als es noch nicht so dunkel war, gesagt, sie müssten Strom sparen. Freundlich. Ein kleiner Scherz vielleicht. Gestenreich versuchte er zu vermitteln, dass er es nicht so ernst gemeint hatte. Aber auch, dass die Dame mit Hut nervte. Er war darauf aus zu schlichten.

»Wissen Sie«, begann die Dame mit Hut, »wir wissen nicht, ob wir wiederkommen. Daher«, sie machte eine abfällige Geste, »hier etwas Trinkgeld für den Strom.«

Der Chef verlor leicht die Fassung. »Ah«, sagte er und verstand, woher der Wind wehte, »wissen Sie, wir werden es überleben. Uns geht es schon seit vierzig Jahren hier gut. Wir werden Sie nicht vermissen.« Er blieb, um Adriano Schützenhilfe zu geben, zeigte sich beschäftigt und zog die Messer der frisch eingedeckten Tische gerade zur Tischkante.

Adriano verschwand und holte den ausgedruckten Beleg. »Brauchen Sie den Beleg?«, fragte Adriano.

»Nein, nein. Den können Sie behalten. Sie können alles behalten.« Das betonte die Dame mit Hut so abfällig, dass es uns alle beschämte.

Adriano stieg darauf ein. »Dann werfe ich den Beleg weg?« »Ja«, sagte die Dame, »können Sie wegwerfen.« Das klang noch verächtlicher. Die Dame mit Hut fühlte sich wohl im Recht. Aber emotional lag sie voll daneben. Es war ekelig. Und sie merkte es nicht.

Als das Pärchen weg war, entlastete sich Adriano. Ja, er habe einen Scherz gemacht. »So bin ich, ein bisschen verrückt, aber nett. Die haben mich schon den ganzen Nachmittag genervt. Immer eine Extrawurst. Brauche dies. Brauche das. Wir sind da, um zu bedienen. Höflich, ja. Aber Arroganz, das zieht bei mir nicht! Sie will auf elegant machen. Aber wer sitzt schon mit einem Hut am Tisch?

Sie war nicht elegant. Sie konnte es nicht. Und hat immer weitergemacht. Und wow, Trinkgeld: 3,50 Euro.«

Ein paar Grappa aufs Haus später, am Ausgang, kam der Chef, Franco, auf uns zu. »Weißt du, was ich solchen Leuten das nächste Mal sagen werde? ›Wissen Sie, wegen Leuten wie Ihnen gibt es keine Kellner mehr. Die haben da keinen Bock mehr drauf. Und sie haben recht!‹«

Die Revolution beginnt immer beim Italiener um die Ecke.

Juristische Hinweise

Psychische Gewalt

Psychische Gewalt ist die willentliche Nutzung von Macht, inklusive Androhungen von physischer Gewalt, gegen eine andere Person oder Gruppe. Sie kann sich in verschiedensten Handlungen ausdrücken: im Verspotten, Beleidigen, Drohen, Demütigen, Nichtbeachten oder in emotionalen Erniedrigungen. Dies kann unter vier Augen oder auch vor anderen passieren: vor Freunden, Familie, Bekannten oder Kollegen. Ein oft schleichender Prozess, in dem sich die Gewalt langsam steigert. Die Schwierigkeit besteht in der Deutung der vielen individuellen Aktionen, die oft erst im Nachhinein verstanden werden (wenn überhaupt).

Faktenlage – Straftatbestände

§ 223 StGB Körperverletzung

Psychische Gewalt wird nur dann als »an der Gesundheit schädigend« gesehen, wenn ein »pathologischer, somatisch-objektivierbarer Zustand hervorgerufen worden ist, der vom Normalzustand nachteilig abweicht« (BGH 2013 (Beschluss 4 StR 168/13). Sie ist also schwierig nachzuweisen und aufgrund rein psychischer Gewalt nach dem Körperverletzungsparagrafen zu verurteilen. Sollten Sie also unter einer massiven depressiven Verstimmung in der Folge der Taten leiden, mag eine Verurteilung nach § 223 infrage kommen. Ist es aber eine kurze, reaktive Depression, ist dies kein Straftatbestand nach § 223.

§ 238 StGB Nachstellung

Es muss durch die Taten des Täters zu einer »schwerwiegenden Beeinträchtigung der Lebensgestaltung des Opfers« gekommen sein, um ihn nach § 238 zu verurteilen.

§ 185 StGB Beleidigung
Eine Beleidigung ist eine Missachtung beziehungsweise Nichtachtung einer Person, die wahrgenommen werden kann. Sie kann mündlich, schriftlich, bildhaft, durch Gesten oder auch tätlich erfolgen (etwa durch Anspucken, Schubsen oder Ohrfeigen). Man unterscheidet drei Formen:

1. direkte Äußerungen (»Du bist ein Arschloch«),
2. in Abwesenheit des Betroffenen gemachte Äußerungen (»Sie ist ein Arschloch«),
3. ehrverletzende und unwahre Behauptungen (»Du Arschloch hast einen Betrug begangen«).

§ 241 StGB Bedrohung
Das Drohen mit einem Verbrechen (einer Tat, die mit mindestens einem Jahr Freiheitsstrafe bestraft wird) ist strafbar, nicht aber das Drohen mit einem Vergehen (einer Tat, die mit einer Strafe unter einem Jahr Freiheitsstrafe bestraft werden kann, etwa Körperverletzung). Nicht relevant ist, ob das angedrohte Handeln dem Täter möglich wäre. Nicht notwendig ist, dass das Opfer es ernst nimmt.

§ 240 StGB Nötigung
Gewaltformen nach diesem Paragrafen sind willensausschließend (etwa durch Fesseln oder Bewusstlosschlagen) oder willensbeugend (zum Beispiel durch Verprügeln oder bedrohlich dichtes Auffahren). Wer gegen den erkennbaren Willen einer anderen Person handelt, nötigt sie. Darunter fallen auch diese Paragrafen: § 177 StGB Sexueller Übergriff; sexuelle Nötigung; Vergewaltigung, § 178 StGB Verleumdung, § 184i StGB Sexuelle Belästigung, § 253 StGB Erpressung. Der Versuch ist strafbar.

Wichtiger Hinweis: Nur die aktive Zustimmung, etwa durch ein klar ausformuliertes »Ja, ich möchte mit dir Sex haben«, sollte als Zustimmung gelten. Bisher gilt Schweigen oder keine Abwehr zu zeigen als indirekte Zustimmung. Viele traumatisierte Gewaltopfer dissoziieren, erstarren und verstummen, wenn sie Ziel sexualisierter Handlungen sind. Ihr Verstummen ist keine Zustimmung! Das Schweigen des Opfers interpretiert der Täter als Zustimmung.

Gewaltschutzgesetz

Nach dem Gewaltschutzgesetz (GewSchG) können in Deutschland gerichtliche Anordnungen gemacht werden, die dem Täter etwa verbieten, sich dem Opfer zu nähern oder mit diesem Kontakt aufzunehmen, wenn bestimmte Voraussetzungen erfüllt sind. Dies kann auf Antrag bei einem Amtsgericht erwirkt werden. Der Kontakt kann jedoch nicht verboten werden, wenn der Täter »berechtigte Interessen« wahrnimmt (in diese Kategorie fällt das Besuchsrecht für gemeinsame Kinder). Verstößt der Täter gegen solche Anordnungen, macht er sich damit sofort strafbar, auch wenn er womöglich betrunken ist. Anordnungen nach dem GewSchG schließen Strafanzeigen nicht aus.

Glaubwürdigkeit

Die Einschätzung der Glaubwürdigkeit ist stark davon abhängig, an wen man gerät. Wenn es keine Zeugen gibt, steht oft »Aussage gegen Aussage«. Eine verstärkte Emotionalität kann die Glaubwürdigkeit des Opfers leider teilweise negativ beeinträchtigen. Deshalb ist es wichtig, sollten Beweise existieren, diese zu sammeln und aufzubewahren.

Beweisführung

Beweismittel müssen unbedingt aufbewahrt werden: zum Beispiel Nachrichten, E-Mails, Screenshots, Briefe. Hilfreich kann eine kostenlose App vom Weißen Ring (»No Stalk App«) sein, bei der die hochgeladenen Dateien (wie Screenshots) auf einer externen Cloud aufbewahrt werden, sodass sie nicht verloren gehen, wenn das Handy kaputtgeht oder wenn der Täter das Handy wegnimmt.

Sind heimliche Video- und Tonaufnahmen erlaubt? Man macht sich nach § 201 oder § 201a StGB strafbar, wenn man ohne die Zustimmung der Person Bild- oder Tonaufnahmen von ihr macht oder diese Aufnahmen Dritten zugänglich macht. Bildaufnahmen stehen allerdings nur unter Strafe, wenn sich die Person in »nicht öffentliche« Räumlichkeiten zurückgezogen hat und die Aufnahme ihren »höchstpersönlichen Lebensbereich« verletzt.

Tonaufnahmen sind unabhängig vom Inhalt des Gesprochenen strafbar – grundsätzlich auch dann strafbar, wenn sie zur Beweissicherung im Hinblick auf eine Straftat dienen sollen. Nur ganz ausnahmsweise können sie im konkreten Fall gerechtfertigt und entschuldigt werden. Solche Einzelfälle liegen vor, wenn es um die Aufklärung besonders schwerwiegender Straftaten geht. Unbefugte Bild- und Tonaufnahmen sind im *Zivilprozess* grundsätzlich als Beweismittel unzulässig. Im *Strafverfahren* unterliegen sie unter Umständen dem Beweisverwertungsverbot, und das bedarf der Abwägung durch den Richter. Selbst wenn sie zugelassen sind, sind sie nicht das »ultimative Beweismittel«, weil sie kontextlos sind, das heißt, sie zeigen nur einen Ausschnitt: Man weiß nicht, was vorher und nachher passiert.

Gibt es Zeugen, die das relevante Verhalten mitbekommen haben könnten? Das Prinzip »Aussage gegen Aussage« ist juristisch immer schwer zu bewerten. Am geeignetsten sind Zeugen, die nicht verwandt oder verschwägert sind.

Handlungsempfehlungen

Es gibt professionelle Hilfe und Beratungsmöglichkeiten durch (Straf-)Anwälte und Opferschutzorganisationen wie etwa beim

WEISSEN RING *(www.weisser-ring.de)*. Es ist besser, einen Strafantrag statt eine Strafanzeige zu stellen, wenn man selbst der Verletzte ist. Die Strafanzeige wird gegenüber Behörden (Polizei, Staatsanwaltschaft, Amtsgericht) gestellt, ist form- und fristlos möglich und kann von jedem gestellt werden.

Der Strafantrag muss vom Verletzten der Straftat gestellt werden. Er drückt das Begehren der Verfolgung einer Straftat aus und muss mit einer Frist von drei Monaten ab Kenntniserlangung von Tat und Täter gestellt werden.

Bei Strafverfahren ist ein Adhäsionsverfahren möglich – angehängt an ein laufendes Strafverfahren, bei welchem der Strafrichter auch über einen Anspruch auf Schmerzensgeld entscheidet. Dies erspart ein zusätzliches zivilrechtliches Verfahren.

Das Gewaltschutzgesetz kann bei gestelltem Strafantrag (und Urteil) wirksamer durch die Polizei durchgesetzt werden. Eine Strafanzeige allein reicht leider nicht immer, weil die Polizei nicht immer dem Zeugen glaubt und nicht immer Kapazitäten hat, den Fall zu verfolgen.

Danksagung

Die Arbeit an meinem dritten Narzissmus-Buch wäre ohne die berührenden und unfassbaren Lebensgeschichten meiner Klienten und Klientinnen unmöglich gewesen. Seit dem Erscheinen meines ersten Buches zu diesem Thema strömen zahllose Geschichten auf mich ein, die ich in diesem Buch weiterverarbeitet habe. Auf diesem Weg begegnete ich vielen Menschen, die meine Arbeit unterstützen und fördern. Ich bin nur ihr Sprachrohr.

Ich danke der Goldkind-Stiftung für ihr Engagement und ihrem Stifter Jan Fischer und der Geschäftsführerin Carolina Pougin.

Ich danke Uta Fürstin von Urach, die sich sehr engagiert für die Aufklärung über Narzissmus zeigt und noch weitere gemeinsame spannende Veranstaltungen mit mir plant – danke für die schöne Lesung auf Schloss Niederaichbach in Niederbayern, wo eine ältere Dame aus dem Publikum die Stimme erhob und sagte, dass es nun genug sei und sie sich nach fünfzig Jahren Ehe nicht mehr von ihrem Ehemann unterdrücken lasse und nun ihr Ding mache.

Ich danke den vielen Podcastern, mit denen ich das Thema Narzissmus disputieren konnte. Das Schicksal realer Opfer narzisstischen Missbrauchs konnte in den zahlreichen Podcasts gewürdigt und auch das Krankhafte und das Gesunde am Narzissmus erörtert werden.

Meinen Kritikern im Diskurs danke ich auch sehr! Besonders danke ich Robert Mestel für seinen FKPS-49-Test und dass er mit seiner Arbeit über Narzissmus viel Gutes hervorbringt und den Mythos praxisnah und relevant entzaubert.

Ich danke meinem Lektor Peter Schäfer, der scharfsinnig und präzise den Rohdiamanten schliff, den ich ihm schickte.

Im Eden Books-Verlag danke ich besonders Julia Gommel-Baharov, Marion Nielsen und Nina Schumacher und winke freundlich mit einem leisen »Servus«.

Meinem lieben Freund Filipp Goldscheider danke ich für unsere Freundschaft und die Feedbacks, die mir immer halfen.

Meinem lieben Freund Hans Sigl danke ich auch für unsere Freundschaft und, Hans, du hast mein Ehrenwort, dass der schlimme Eisenhans dieses Buches nichts mit dir zu tun hat! Hans ist eben ein so gängiger Name, zu dem das Mythologische so gut passt und der selbst zum Mythos wurde. Für alle Zeit und immerzu.

Mein liebevollster Dank gilt meiner Frau Carlota, die schon so lang mit mir unsere Ehe trägt und erneut die frechen Passagen mitgestaltete.

Meinen Kindern Paula und Jacob danke ich, dass sie es an meiner Seite aushalten, und ich hoffe, sie für das Leben im Bewusstsein des Narzissmus und darüber hinaus gut vorbereitet zu haben. Ihr werdet geliebt! Und in diesen Dank schließe ich meine Eltern, meine Schwester und ihre Familie mit ein!

Für die kriminalpsychologische und juristische Beratung danke ich Layla Tammelleo.

Für die neurolinguistische, kollegiale Zusammenarbeit im Feld des Narzissmus danke ich Michael Stief[26], Coach für positive HR, den ich hier zitiere: »Ich habe einen Vogel, der heißt Ego, und der macht manchmal einen großen Scheiß.«

Mein demütiger Dank geht an alle Autoren und Forscher, die sich mit dem Phänomen Narzissmus befassen und von denen ich lernen durfte, aus ihren Schriften, Büchern, Vorlesungen und persönlichen Begegnungen.

Meinem Schwager Alban danke ich im Namen von Luki, dem Ridgeback, für die unregelmäßig regelmäßigen Lieferungen abgekochter Markknochen. Suchtpotenzial!

Anmerkungen und Quellen

1 Siehe »Desinformation«, online unter https://de.wikipedia.org/wiki/Desinformation, abgerufen am 14.05.2022.

2 Die deutsch-jüdische Politologin Hannah Arendt schrieb 1961 in ihrem Buch mit dem Titel *Eichmann in Jerusalem. Ein Bericht von der Banalität des Bösen* über den Gerichtsprozess gegen den Naziverbrecher Adolf Eichmann, der bei der »Endlösung der Judenfrage« ihrer Einschätzung nach ein weitaus kleineres Licht war, als im Prozess angenommen. Eichmann wirkte eher mittelmäßig und unbedacht in der Darstellung seiner Beteiligung an der Shoa, was Arendt wohl zum damals kontrovers wahrgenommenen Titel ihrer Veröffentlichung inspirierte. Heute erscheint ihr Werk angemessen. Es enthält die Mahnung, dass das Böse überall und besonders im Unbedachten lauert.

3 Originalwortlaut: »But our schadenfreude is a product of the same illusion. We're not reveling in our prudence, so much as we're indulging in an even lamer form of grandiosity.« Im Angesicht des Krieges in der Ukraine und des Zerfalls der bisherigen Weltarchitektur wanken auch die sehr spekulativen Märkte rund um den Bitcoin, was eine gewisse Schadenfreude auslöst, aber letztlich nicht hilft, um aus der Krise zu kommen, siehe online unter https://www.theatlantic.com/technology/archive/2022/05/bitcoin-cryptocurrency-crash-risk-misfortune/629909/?utm_source=feed, abgerufen am 3.11.2022.

4 Speisebecher, Marianne (1949): Das Hühnchen »Sabinchen«. Mit Farbbildern von Fritz Koch Gotha. Hamburg u. a.: Hahn's Verlag.

5 Siehe Redfern, Emma (2021): The Drama Triangle and Healthy Triangle in Supervision, in: IJCP Irish Association for Counselling and

Psychotherapy, 21 (1) S. 4–8, online unter https://iacp.ie/files/UserFiles/IJCP-Articles/2021/Spring/The%20Drama%20Triangle.pdf, abgerufen am 3.11.2022.

6 Siehe Benning, S. D., Patrick, C. J. et al. (2003): Factor structure of the Psychopathic Personality Inventory: Validity and implications for clinical assessment, in: *Psychological Assessment, 15 (3), S.* 340–350, online unter https://pubmed.ncbi.nlm.nih.gov/14593834/, abgerufen am 3.11.2022.

7 Siehe Heidbrink, Marcus / Berg, Victoria et al.: Narzissmus in deutschen Führungsetagen. Die Jungbullen kommen, online unter https://www.manager-magazin.de/harvard/fuehrung/narzissmus-in-deutschen-fuehrungsetagen-die-jungbullen-kommen-a-0ee325 1e-0002-0001-0000-000177064950, abgerufen am 3.11.2022.

8 Der Begriff geht auf Rainer Sachse zurück, obschon bereits Sigmund Freud viel über Telepathie spekulierte.

9 Unter anderem zum Zwergflamingo und seinen Verwandten siehe Krienitz, Lothar (2018): Die Nachfahren des Feuervogels Phönix. Berlin u. a.: Springer Spektrum.

10 So die Kapitelüberschrift im Buch von Prof. Dr. med. Manfred Lütz »Was hilft Psychotherapie, Herr Kernberg?« Damit spricht Prof. Lütz Prof. Otto Kernberg, den Godfather des malignen Narzissmus, der sich aus Sadismus, Borderlinestruktur und Narzissmus zusammensetzt, an.

11 Die deutsche Version des SD4 aus: The Nomological Network of the Short Dark Tetrad Scale (SD4) Christian Blötner, Matthias Ziegler, Caroline Wehner, Mitja D. Back, and Michael P. Grosz European Journal of Psychological Assessment 2022 38:3, 187–197.

12 Konzept und Begriff nach Rainer Sachse.

13 Siehe Erikson, Thomas (2022): Surrounded by Narcissists. Or, How to Stop Other People's Egos Ruining Your Life. London: Vermilion.

14 Allgemeine Informationen zur Studie online unter https://www.familienrecht-in-deutschland.de/, abgerufen am 3.11.2022.

15 Das Benching ist eines von vielen *Warnzeichen* von Narzissten, die mit dieser Methode ihren Machtmissbrauch ausüben.

16 Durch die »Hagener Studie« von Salewski und Stürmer (2015) ist deutlich geworden, dass es im Kontext familiengerichtlicher Gutachten bedauerlicherweise noch zu viele Gutachten gibt, die den Qualitätsstandards für psychologische Diagnostik nicht gerecht werden. Es gibt zwar im Feld der Rechtspsychologie verstärkt Qualitätssicherungsbemühungen, aber nicht derart hinreichend, um diesen Missstand zu beheben. Deswegen hat sich der Arbeitskreis Familiengutachten 2020 aus Mitgliedern der Universität Hamburg gegründet. So wird betroffenen Eltern ermöglicht, eine fachlich fundierte und objektive »zweite Meinung« einzuholen, siehe online unter https://www.arbeitskreis-familiengutachten.de/, abgerufen am 10.11.2022.

17 Siehe Jansen, Gabriele (2012): Zeugen und Aussagepsychologie. Heidelberg: C. F. Müller, hier: S. 253.

18 Mestel, Robert (2007): Beurteilerübereinstimmung bei narzisstischer Persönlichkeitsstörung, Folie Nr. 17ff., in: Diagnostik der narzisstischen Persönlichkeitsstörung. Vortrag auf DGPPN-Kongress am 24.11.2016 in Berlin [unveröffentlichter Vortrag].

19 »Ich« und »Selbst« werden als Synonyme verwendet. Diese begriffliche Handhabung ist entstanden durch einen Rückübersetzungsfehler der freudschen (deutschen) Begriffserfindung des »Ich« aus dem englischen *self*. Die Begriffe sind zumindest in der psychoanalytischen Literatur identisch.

20 Siehe online unter https://www.sinnsucher.de/blog/verdeckter-narzissmus-diesen-20-anzeichen-kannst-du-ihn-erkennen?gclid=CjwKCAjwpqCZBhAbEiwAa7pXeZQcxRSNiGPpjxeO1tjscLJ-35MNVh6hYcMFFUQ0NCMGkUFaMA_5yRoC7J8QAvD_BwE,

abgerufen am 3.11.2022. Der Wortlaut der 20 Kriterien wurde leicht abgewandelt.

21 Gotzler, Max (2019): Biohacking. Optimiere dich selbst. München: Riva, S. 19.

22 Siehe Cyr, G. / Godbout, N. et al. (2021): Distinguishing Among Symptoms of Posttraumatic Stress Disorder, Complex Posttraumatic Stress Disorder, and Borderline Personality Disorder in a Community Sample of Women, in: Journal of traumatic stress, 35 (1), S. 186–196, online unter https://onlinelibrary.wiley.com/doi/10.1002/jts.22719, abgerufen am 3.11.2022.

23, 24 Siehe Kruger, J. & Dunning, D.(1999). Unskilled and unaware of it. How difficulties in recognizing one's own incompetence lead to inflated self-assessments. Journal of Personality and Social Psychology. 77, 1121–1134.

25 Siehe Mestel, R. / Schürch, E. et al. (2019): Fragebogen zu Kindheitserfahrungen von Personen mit Selbstwertstörungen (FKPS-28), in: Persönlichkeitsstörungen. Theorie und Therapie, 23, S. 29–40, online unter https://www.researchgate.net/publication/347320302_Fragebogen_zu_Kindheitserfahrungen_von_Personen_mit_Selbstwertstorungen_FKPS-28, abgerufen am 3.11.2022.

26 Beachtenswert ist dieser Artikel von Stief, Michael (2022): Endlich kein Arschloch mehr. Wie ich meinen Narzissmus in den Griff bekam, online unter https://www.focus.de/wissen/mensch/endlich-kein-arschloch-mehr-wie-ich-meinen-narzissmus-in-den-griff-bekam_id_179277202.html, abgerufen am 10.11.2022.

Eden Books
Ein Verlag der Edel Verlagsgruppe

www.edenbooks.de
1. Auflage 2023

Einige der Personen im Text sind aus Gründen des Persönlichkeitsschutzes anonymisiert.

Redaktion: Dr. Peter Schäfer, Gütersloh
Korrektorat: Rotkel. Die Textwerkstatt
Illustrationen: Gin Wiedemann
Layout und Satz: Datagrafix GSP GmbH, Berlin | www.datagrafix.com
Druck und Bindung: GGP Media GmbH, Pößneck
ISBN 978-3-95910-400-5

Printed in Germany

Eden Books unterstützt bei der Produktion dieses Buches das Projekt »Junge Riesen für die nächsten 100 Jahre«. Damit wird ein Anteil der unvermeidbaren CO_2-Emissionen im direkten Umfeld des Produktionsstandortes kompensiert.

FSC
www.fsc.org
MIX
Papier aus verantwortungsvollen Quellen
FSC® C014496